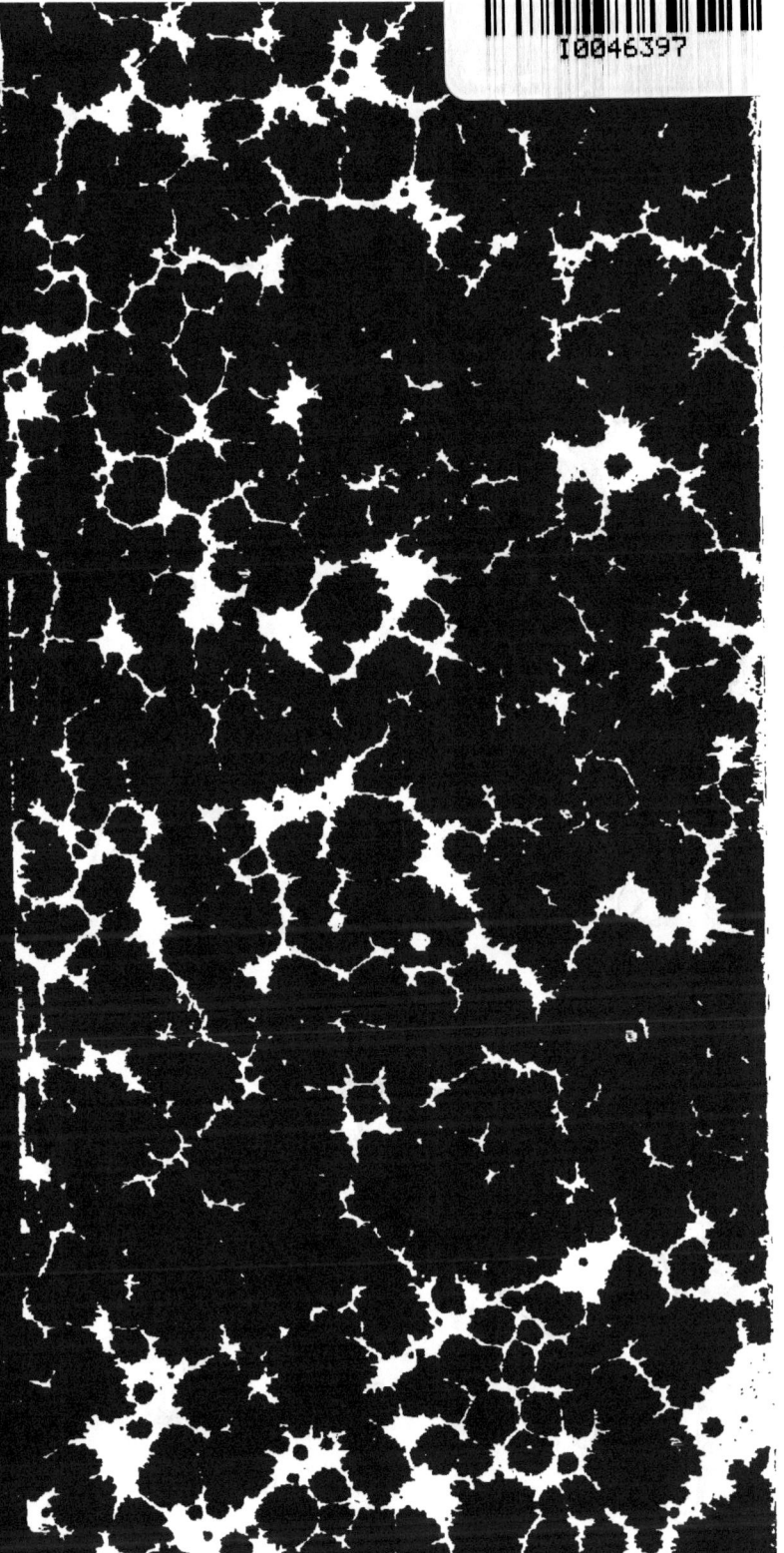

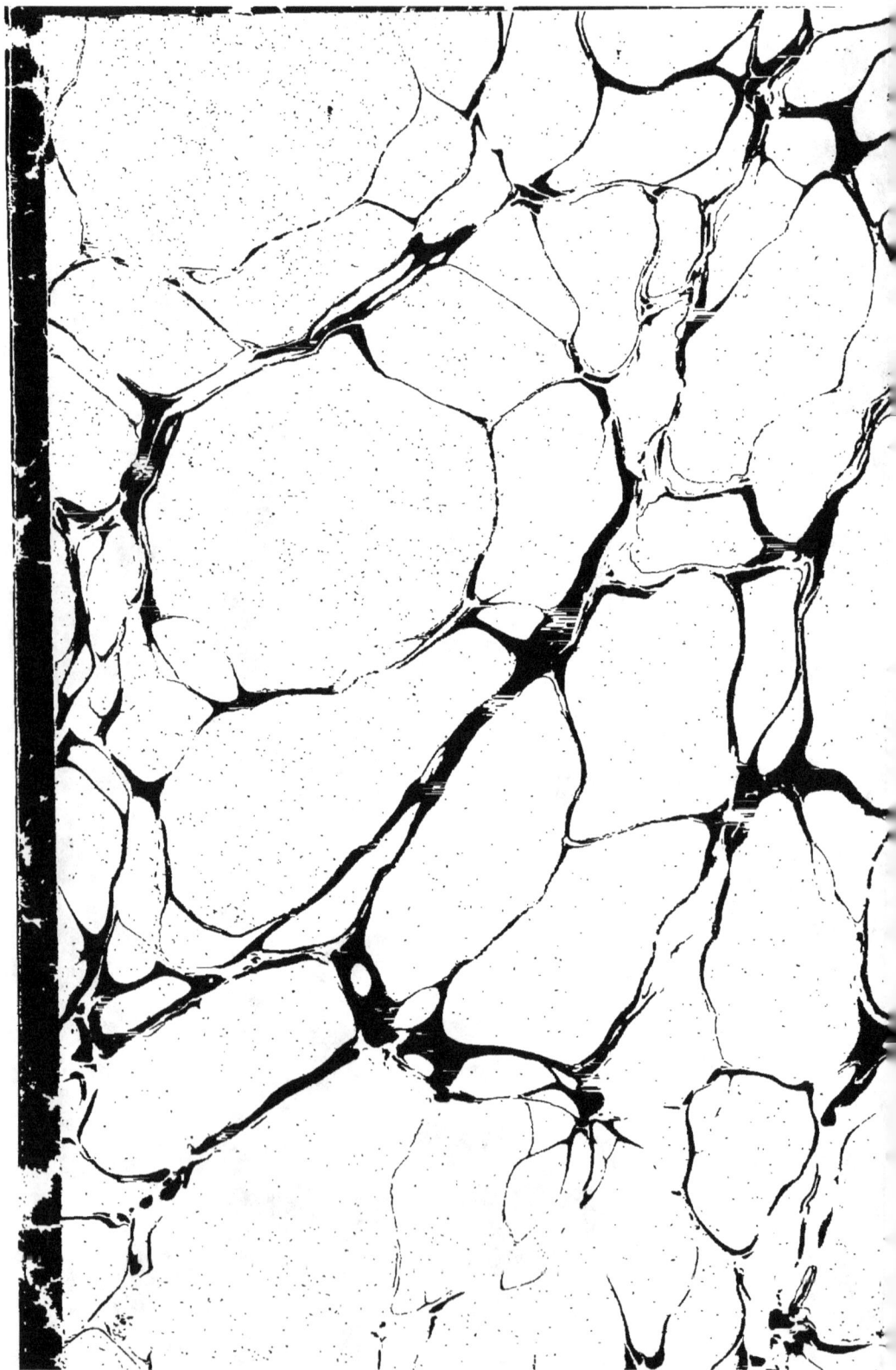

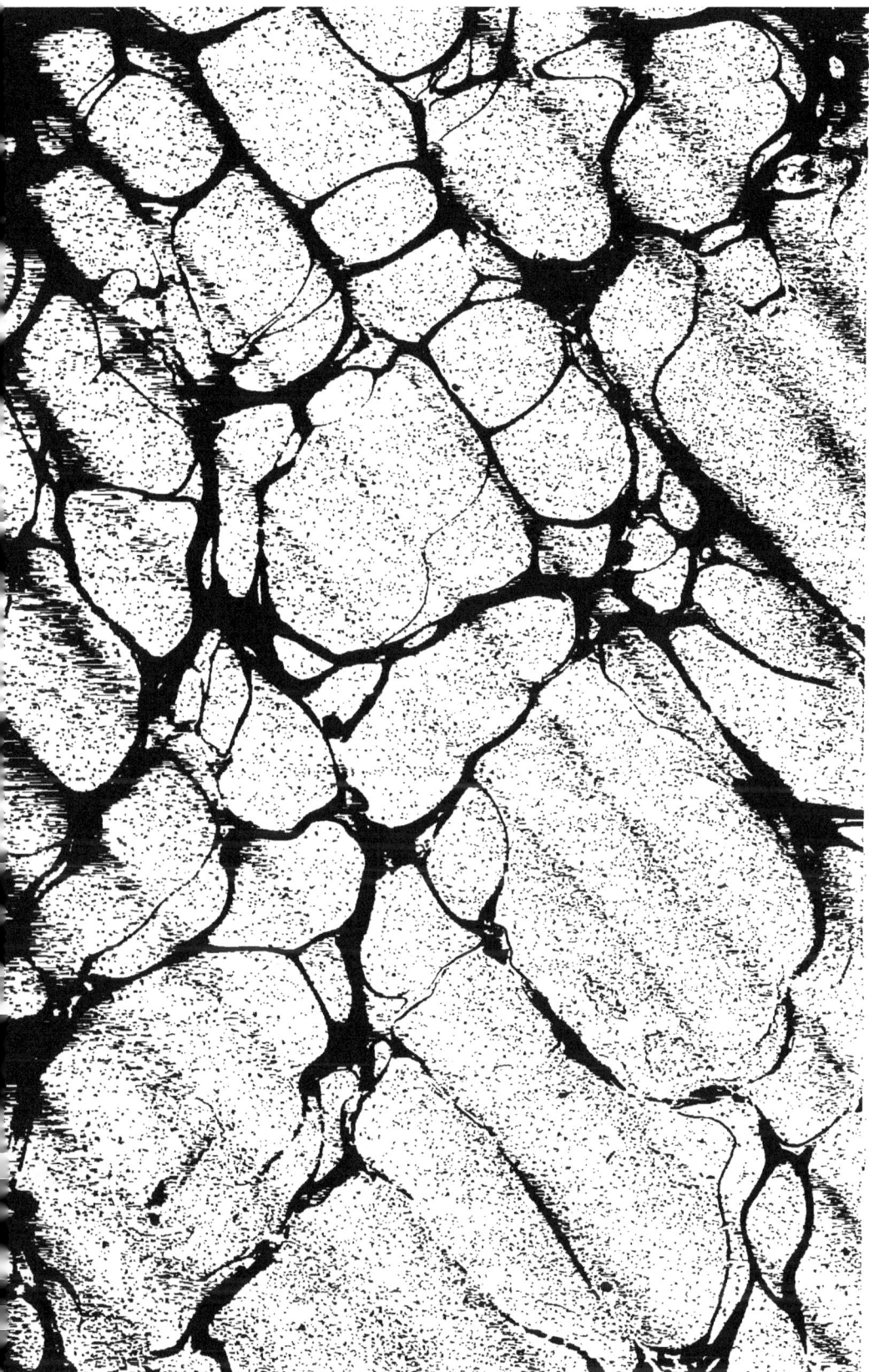

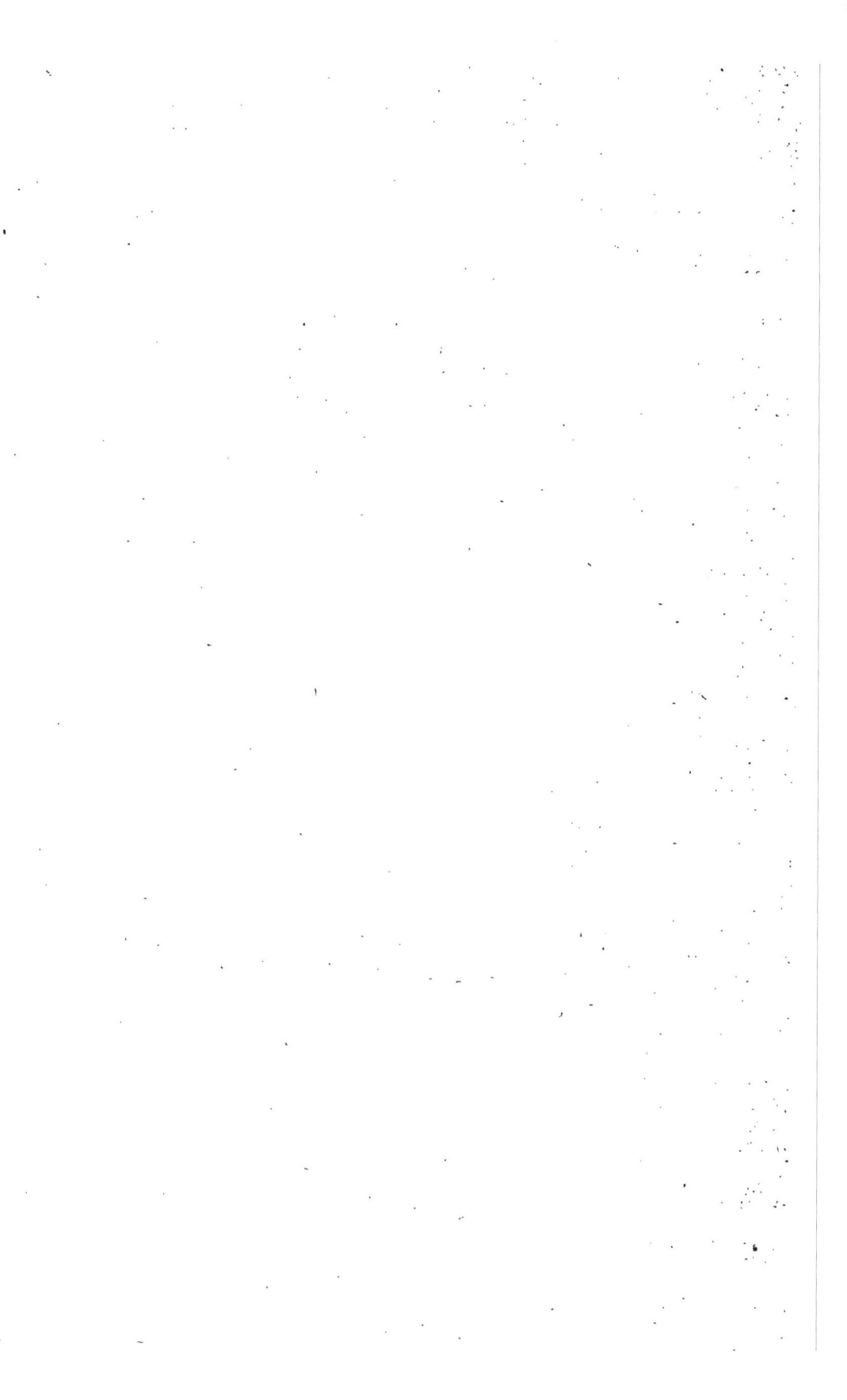

# LA

# CORNUE VIVANTE

## ET SES MYSTÈRES

*Tout exemplaire, non revêtu de la signature de l'auteur et de l'éditeur, sera réputé contrefait et poursuivi conformément à la loi.*

D. THIÉRY et Cie. — Imprimerie de Lagny.

# LA
# CORNUE VIVANTE

## ET SES MYSTÈRES

### OU LE

## LABORATOIRE DE LA VIE

### Par A. DEBAY

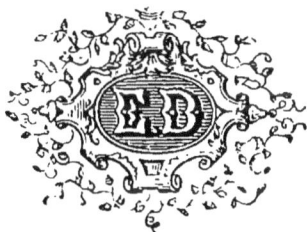

PARIS

E. DENTU, LIBRAIRE-ÉDITEUR

PALAIS-ROYAL. 17 ET 19, GALERIE D'ORLEANS

—

1875

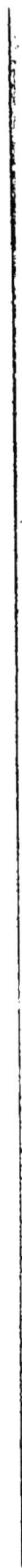

# AVANT-PROPOS

---

## LA VIE

### SA DÉFINITION CHIMIQUE

La vie est une combustion latente et incessante. — Les aliments servent de combustibles ; le canal digestif représente le laboratoire où s'opèrent la combustion et les diverses réactions qui en résultent. Cette combustion animale commence avec la vie et se continue, sans interruption, jusqu'à la mort.

Pour entretenir le feu d'un fourneau, il faut nécessairement remplacer le combustible consumé ; de même il est de toute nécessité de donner des aliments à l'estomac pour entretenir cette force inconnue qu'on nomme la **vie**. — La digestion est donc la fonction indispensable, la condition absolue pour alimenter le feu vital.

Le mot combustible, appliqué d'une manière indirecte aux aliments, n'est point une métaphore ; car, nos aliments contiennent plus ou moins de carbone combiné à d'autres principes. Ce carbone passe dans le sang qui arrive aux poumons par les artères pulmonaires ; là, il est brûlé par l'oxygène de l'air que nous respirons, et sort des poumons, à chaque expiration, à l'état d'acide carbonique. Donc, il y a combustion réelle, et c'est au moyen de cette combustion qui a lieu dans les poumons, que s'entretient, toujours au même degré, la température de notre corps, sous les latitudes les plus froides comme sous les plus brûlantes. — C'est ici le cas d'appliquer à l'homme ce dicton populaire : — Faute d'huile la lampe meurt. — Faute d'aliments la vie s'éteint.

# LA CORNUE VIVANTE [1]

## ET SES MYSTÈRES

## CHAPITRE PREMIER

### EXPLICATION AU LECTEUR

Comparer l'estomac à une cornue, paraîtra étrange à plus d'un lecteur, et pourtant cette comparaison est précise ; en voici la preuve.

**La cornue** reçoit les matières diverses qu'y introduit le chimiste. — L'estomac reçoit, de même, les divers aliments qu'on lui donne. — Dans la cornue, les matières, soumises aux lois d'affinité, réagissent les unes sur les autres, se décomposent et se transforment en de nouveaux corps. — Dans l'estomac, les

[1] Les anatomistes ont comparé l'estomac à une *Cornemuse* ; la comparaison avec une *cornue* eût été beaucoup plus exacte.

mêmes phénomènes se passent à l'égard des aliments et des boissons. Donc, la comparaison est exacte.

COUP D'ŒIL RAPIDE SUR LA DIGESTION ET LA NUTRITION

Les aliments, broyés sous les dents et imprégnés de salive, forment une pâte grossière que la langue retourne en tous sens. Cette pâte, poussée par les mouvements de la langue et les contractions du *pharynx* (le gosier), s'engage dans l'*œsophage* (conduit faisant suite au pharynx) et descend dans l'estomac. Arrivée dans ce viscère, cette pâte est aussitôt pénétrée par le suc gastrique; de douceâtre, de légèrement alcaline qu'elle était, elle devient franchement acide et prend alors le nom de *chyme*. Telle est la première transformation des substances alimentaires dans l'estomac.

Sous l'action combinée des mouvements triturateurs de l'estomac et des réactions opérées par le suc gastrique, le chyme est bientôt transformé en bouillie homogène, grisâtre, visqueuse et acide. — Au bout d'un temps variable, selon l'énergie des forces digestives, cette bouillie franchit l'ouverture pylorique et descend dans le premier intestin (le *duodénum*) ou second estomac. Là, de nouvelles réactions et transformations chimiques s'opèrent au contact de la

bile et du *fluide pancréatique* sécrété par la glande
*pancréas*. (Voyez sa description, page 27, section 3,
§ 12). — Dans les sucs ou fluides nécessaires à la digestion, se trouvent trois dissolvants spéciaux :

1° La *pepsine* qui désagrége et liquéfie les viandes
et toutes les matières azotées ;

2° La *diastasine* qui liquéfie l'amidon et toutes les
substances amylacées ;

3° Le *suc pancréatique* dont la fonction est d'émulsionner toutes les matières grasses contenues dans
les aliments.

Le chyme, émulsionné et devenu plus liquide, quitte
le duodénum pour descendre lentement dans les autres intestins grêles. Pendant ce trajet, les vaisseaux
chylifères et les veines de la membrane muqueuse
intestinale puisent, dans la bouillie chymeuse, un
fluide lactescent, quelquefois rosé ou jaunâtre, nommé
CHYLE. — Les vaisseaux chylifères et une partie des
vaisseaux lymphatiques du tronc se dirigent vers un
petit canal appelé *thoracique*. Ce canal prend naissance dans le bas-ventre, où il se dilate pour former
un renflement dit *canal de Péquet;* puis il se rétrécit
et monte intérieurement le long de la colonne vertébrale. Dans son trajet il reçoit tous les vaisseaux chylifères, et une grande partie des vaisseaux lymphatiques lui apportent leur tribut. Arrivé au niveau de la
première côte, le *canal thoracique* se glisse derrière

l'œsophage et va s'ouvrir dans la veine sous-clavière gauche, logée sous la clavicule et munie d'une valvule pour s'opposer au retour du chyle.

Les vaisseaux lymphatiques du bras droit, de la moitié droite de la poitrine, du cou et de la tête se réunissent, de distance en distance, pour former un canal appelé *grande veine lymphatique* droite, qui monte dans la poitrine du côté opposé au canal thoracique et va déverser sa lymphe dans la veine sous-clavière gauche. — C'est ainsi que le sang se renouvelle incessamment dans le cours de la vie. Les matières non assimilables de la bouillie alimentaire, s'écoulent par le gros intestin et sont rejetées au dehors.

Telles sont, en abrégé, les réactions chimiques et les transformations des aliments qui s'opèrent dans l'estomac, vraie *cornue vivante*, ayant les intestins et les vaisseaux chylifères pour tubes et la veine sous-clavière pour récipient du chyle, dernière transformation des sucs alimentaires.

Ici, finissent les phénomènes de la digestion ; mais le sang veineux où circulent les produits multiples représentés par le chyle et la lymphe, n'est point le sang qui doit porter la vie dans tous les organes du corps ; il va subir une dernière transformation dans un autre genre de cornue : les POUMONS, et voici comment : — Le sang veineux, charriant le chyle et la lymphe, arrive dans le côté droit du cœur, d'où il est aussitôt chassé dans les poumons. Là, au contact de l'oxygène de l'air qu'on a respiré, de noir qu'il était, le sang *veineux* passe au rouge vermeil, descend dans le côté gauche du cœur et devient sang *artériel*. — Du ventricule gauche du cœur, il est lancé dans tous les organes, dans tous les tissus du corps, où il va porter la chaleur et la vie.

Ce rapide exposé de la digestion et des phénomènes qui l'accompagnent, ne donne qu'une idée très-incomplète de cette importante fonction. C'est dans les chapitres suivants que le lecteur trouvera la description de toutes les pièces qui composent l'appareil digestif, et qu'il acquerra la connaissance complète du mécanisme qui opère la transformation des aliments en sucs nutritifs.

# CHAPITRE II

## DESCRIPTION SOMMAIRE

### DES

### Organes de la digestion

En toutes choses il faut un commencement, surtout lorsque le commencement est la clef qui ouvre toutes les portes par lesquelles on doit entrer successivement dans le mystérieux laboratoire de la digestion.

Sans doute, la description des organes digestifs qui va suivre sera, pour la plupart des lecteurs, aride, ennuyeuse, peut-être; ils auront hâte de passer les feuillets hérissés de mots techniques et souvent bizarres. Cependant, cette lecture est de toute nécessité pour bien comprendre le sujet complexe que nous allons traiter. — Comment jouer d'un instrument si l'on en ignore la gamme? — Comment se rendre compte du mouvement d'une montre, si l'on n'en connaît point le mécanisme? — C'est logique; il n'y a pas à répliquer.

Certes, nous ne nions pas que les termes anatomiques soient peu agréables et souvent incompréhensibles pour beaucoup de personnes; c'est pour obvier à cet inconvénient que nous avons employé des mots usuels, toutes les fois qu'il a été possible; mais les mots techniques, qui n'ont pas de synonymes dans le vocabulaire ordinaire, nous avons été forcé de nous en servir, en mettant, toutefois, la signification à côté.

Or, nous adressant aux lecteurs qui n'auraient point la patience d'étudier ce second chapitre, nous les prions, lorsqu'ils seront arrêtés par quelques difficultés dans le courant de l'ouvrage, d'y avoir recours afin de les lever.

Une très-courte description du tube intestinal et de ses annexes est indispensable, afin que les lecteurs étrangers à la physiologie puissent facilement saisir le mécanisme des divers organes dont le concours est de toute nécessité à l'accomplissement de la digestion.

## § 1.

Le canal digestif, dans l'échelle animale, offre, selon les espèces, de nombreuses variétés de formes

et de dimension. Chez les êtres placés au bas de l'é-
chelle zoologique, le canal digestif est des plus simples; sa longueur égale à peine celle du corps de
l'individu; tandis que chez les herbivores des échelons supérieurs, il mesure vingt à vingt-cinq fois la
longueur de leur taille prise de la tête à la naissance
de la queue. — Les animaux carnassiers ne présentent que quatre fois cette longueur.— Chez l'homme,
qui tient le milieu entre les herbivores et les carnivores, la longueur du tube digestif équivaut à cinq et
six fois celle du corps. — L'étendue de ce tube, dans
les diverses séries d'animaux, est parfaitement en
rapport avec leur système dentaire et avec les aliments dont ils font usage. Le canal digestif, à partir
de la bouche jusqu'à l'anus, se compose de l'*œsophage*,
de l'*estomac* et des *intestins;* ces derniers se subdivisent en intestins grêles et gros intestins. Les *grêles*
sont le *duodénum* ou second estomac, — le *jéjunum*
et l'*iléon.* Les *gros* intestins se nomment *cæcum, côlon*
et *rectum.* Trois membranes entrent dans leur composition : la plus extérieure est de l'ordre des *séreuses;* — la moyenne est *musculaire*, et l'intérieure
appartient aux *muqueuses.* C'est dans cette dernière
membrane que sont logés les *follicules* ou petites
glandes, les vaisseaux exhalants et absorbants ou
*chylifères*, sans lesquels la nutrition est impossible.

Les dépendances du canal digestif strictement né-

cessaires à la digestion, sont : — le *foie*, qui secrète
la bile, et le *pancréas*, glande qui élabore le suc pancréatique. L'ensemble de ces divers organes constitue
*l'appareil digestif*. Nous ferons observer ici que les
mots *canal* ou *tube* digestif, très-souvent employés
métaphoriquement pour le mot *appareil*, ne doivent
désigner que la bouche, — l'œsophage, — l'estomac
et les intestins.

## § 2

### La bouche

Tout le monde sait que la **bouche** est une cavité
circonscrite par les joues, cachant deux mâchoires
armées de dents, une langue et un gosier; mais ce
que beaucoup ignorent, ce sont les dépendances de
la bouche : — Les glandes salivaires, sublinguales et
parotides; — une énorme quantité de petites glandes
ou follicules mucipares; — la langue; — le voile du
palais et le *pharynx*.

La bouche peut être considérée comme la première
cavité, ou le commencement du tube digestif. Elle
est tapissée d'une membrane muqueuse qui doit sa
couleur rouge au réseau vasculaire sanguin qui l'i-
nonde. Dans l'épaisseur de cette membrane naissent
une foule de petites glandes appelées *mucipares* parce

qu'elles sécrètent une humeur muqueuse.—En haut, le palais; sur les côtés, les arcades alvéolaires recouvertes par les gencives et dans lesquelles sont enchâssées les dents. — Au fond, le *voile du palais*, cloison mince, très-mobile, offrant un appendice conique, la *luette*. Le voile du palais forme une arcade à double cintre et se termine, de chaque côté, par deux faisceaux membraneux : les *piliers* du voile palatin.

## § 3

La **langue,** organe à usages multiples, occupe une grande partie de la bouche; plusieurs muscles concourent à sa formation : le *génio-glosse*, *l'hypo-glosse*, le *stylo-glosse*, le *glosso-pharyngien*, les muscles *linguaux*. Les autres muscles à fibres transversales et longitudinales prennent leurs attaches sur le derme muqueux et sur la ligne médiane de la langue. Tous ces muscles, à leviers différents, permettent à la langue de se mouvoir en tous sens, de s'allonger, de se raccourcir, de gâcher et amalgamer les substances alimentaires.

La sensation des saveurs, la dégustation, la prononciation et l'articulation des mots; l'action de retourner les aliments broyés par les dents; l'action d'expulser les corps étrangers, de cracher, etc., sont dévolues à la langue. On lui distingue deux faces, les bords et la pointe. La face supérieure divisée par une ligne médiane en deux parties égales, est hérissée d'une multitude de petites éminences désignées sous le nom générique de *papilles*, et divisées en trois genres.

1° Les papilles *coniques* reconnues par les physiologistes expérimentateurs, comme étant le siége du *goût*, reçoivent leurs filets nerveux du nerf lingual ;

2° Les papilles *fongiformes* dont les fonctions ne sont pas encore bien déterminées, mais qu'on suppose auxiliaires des papilles coniques ;

3° Les papilles *folliculeuses*, disposées sur deux lignes en forme de V ; on peut les apercevoir à l'œil nu en tirant la langue ; leur fonction est de sécréter le mucus buccal ; elles reçoivent leurs filets nerveux du nerf glosso-pharyngien.

La face inférieure de la langue est libre dans son tiers antérieur. Sa base, vulgairement nommée *pomme d'Adam*, tient à l'os *hyoïde* et à la mâchoire inférieure. Sa partie libre offre un repli formé par la membrane muqueuse nommé *frein* ou filet de la langue. — Chez les nouveau-nés il arrive, mais très-rarement, que la longueur du filet gêne la succion ; une petite excision est alors nécessaire. Il faut, dans ce cas, faire bien attention de ne pas couper les deux veines *ranines*, placées de chaque côté, car une hémorrhagie s'ensuivrait.

Au-dessous de la base de la langue, à la partie antérieure du cou, est placé le *larynx*, conduit de la respiration, contigu aux organes de l'arrière-bouche.

## § 4

### Les glandes salivaires

Ces glandes sont au nombre de trois paires : — les *parotides*, — les *sous-maxillaires* — et les *sous-linguales*.

Les **parotides** sont situées aux angles de la mâchoire inférieure, entre sa branche montante et le conduit auditif. Leur forme est presque pyramidale ; elles sont composées des obules dont chacun d'eux possède un petit canal excréteur. La réunion de ces petits canaux forme le canal parotidien ou de *Sténon*, d'une ligne de diamètre, qui rampe sur la joue, traverse le muscle buccinateur et va s'ouvrir à la partie interne de la joue en face de la première grosse molaire.

Les **sous-maxillaires**, beaucoup moins volumineuses que les *parotides*, sont situées en bas et en dedans de la mâchoire inférieure. Leurs conduits excréteurs, arrivés aux côtés du frein de la langue, aboutissent à un orifice étroit, percé au sommet d'un petit tubercule qui embrasse le frein dudit organe ; c'est de cet orifice minuscule que sort la salive sécrétée par les glandes sous-maxillaires.

Les **sous-linguales** sont cachées dans la membrane muqueuse du plancher de la bouche, derrière l'arcade dentaire inférieure. De même que les précédentes elles possèdent une foule de petits conduits excréteurs, mais qui s'ouvrent séparément à la surface de la muqueuse.

## § 5

### La salive

La composition de la salive est très-complexe ; on y trouve des matières organiques et beaucoup de sels, dont voici la liste d'après les dernières analyses chimiques :

Oléate, margarate et lactate de soude.
Carbonates, phosphates de magnésie, de chaux.
Des chlorures de soude, des alcalis, du mucus.
Une graisse phosphorée, une matière albumineuse à laquelle on a donné le nom de *ptialine* (du grec *ptuô*, je crache).

Toutes les matières inorganiques du sang y sont représentées.

Enfin, l'eau s'y trouve dans la proportion de 95 pour 100.

La salive saine est généralement alcaline; néanmoins, et assez souvent, une réaction acide a lieu, sans qu'on ait encore pu en connaître la vraie cause. Quoi qu'il en soit, la salive est une des nécessités de la digestion; des individus atteints de fistules salivaires, devenues incurables, sont arrivés, par suite d'insuffisance de salive, à un état de maigreur extrême, et ont fini par succomber.

## § 6

Le **pharynx,** sac musculo-membraneux, occupant l'arrière-bouche et servant de vestibule à l'œsophage. Le pharynx est, de même que la bouche, tapissé d'une membrane muqueuse; il possède trois larges faisceaux de muscles qui, en raison de leur fonction, sont nommés constricteurs. C'est par l'action de ces muscles constricteurs que la pâte alimentaire, venant de la bouche, est saisie et poussée dans l'œsophage.

Nous mentionnerons ici, pour les gens du monde, le simple mais ingénieux mécanisme dont s'est servie la nature pour que la déglutition puisse s'effectuer sans danger : — Les aliments sortant de la bouche pour arriver au pharynx doivent forcément passer sur le larynx ou canal de la respiration; l'ouverture laryngienne (la glotte) est momentanément fermée par

une soupape (l'épiglotte), au moment ou le bol alimentaire traverse l'isthme du gosier ; — l'épiglotte
ne se relève qu'après chaque bouchée avalée, pour
permettre à l'air d'entrer dans le poumon. Il est impossible d'avaler et de respirer en même temps ; le
lecteur qui en douterait peut essayer... Nous le répétons, l'épiglotte, servant d'opercule, s'oppose à l'entrée de la plus petite parcelle liquide ou solide dans
les voies aériennes ; et, lorsque, par accident, une introduction a lieu, on est pris d'accès violent de toux
et même de suffocation, jusqu'à ce que le corps étranger soit expulsé. L'histoire grecque nous a transmis
le fait de la mort du poëte Anacréon, étouffé par
un pépin de raisin qui s'était engagé dans le larynx.

## § 7

**L'œsophage,** de deux mots grecs dont la traduc-
tion est : — *Je porte le manger.* C'est un canal membraneux qui fait suite au pharynx : il descend appuyé
sur la colonne vertébrale, derrière le larynx, glisse
sur la crosse de l'aorte, accompagne à droite l'aorte
descendante, franchit l'ouverture diaphragmatique
et aboutit à l'estomac avec lequel il se confond à son
orifice *cardiaque.* Son rôle est de transmettre à l'estomac la pâte alimentaire que lui a livrée le pharynx.—
L'œsophage possède à un haut degré les deux mou-

vements *péristaltique* et *anti-péristaltique*. C'est au moyen du premier qu'il force les aliments à descendre dans l'estomac; c'est par le mouvement anti-péristaltique, qu'il provoque le vomissement et expulse violemment les matières que l'estomac refuse de garder.

## SECTION I

### L'ESTOMAC (*Gaster*)

**L'estomac** est un viscère musculo-membraneux, situé au-dessous du diaphragme, muscle large et mince qui sépare la poitrine du ventre ; la forme conoïde et allongée de ce viscère l'a fait comparer une cornemuse et sa fonction à une cornue.

— L'estomac offre deux ouvertures, l'une supérieure, appelée *cardia* (proche du cœur), à laquelle aboutit l'œsophage ; l'autre inférieure, nommée *pylore*, et pourvue d'une valvule, s'ouvre dans l'intestin duodénum ou second estomac. Le mot pylore, dérivé du grec, signifie *porte*. Ce nom lui a été donné parce qu'il reste fermé pendant que la digestion stomacale s'opère, il ne s'ouvre qu'au moment où les aliments sont réduits en bouillie, pour les laisser passer dans le duodénum.

A l'état de vacuité, l'estomac garde une position presque transversale, mais lorsqu'il est distendu par les aliments, il prend une direction oblique; son extrémité pylorique se dirige en bas, à droite et en avant; alors, le ventre proémine.

Nous avons dit plus haut que le canal digestif était, d'un bout à l'autre, composé de trois membranes : *Séreuse,* — *musculaire,* — et *muqueuse* — ayant chacune leur fonction.

Les **séreuses** sont des espèces de toiles membraneuses repliées sur elles-mêmes, transparentes, blanchâtres, minces, extensibles, résistantes, tapissant les cavités du corps, servant d'enveloppe extérieure aux organes et facilitant leurs mouvements par l'humeur lubréfiante qu'elles sécrètent constamment.

La membrane **musculaire** est composée de faisceaux dont les fibres prennent les trois directions — *longitudinale, oblique* et *circulaire.* C'est au moyen des contractions combinées de ces fibres, que les aliments, descendus dans l'estomac, imparfaitement broyés, sont de nouveau triturés et poussés vers le pylore.

La membrane **muqueuse,** nous le répétons, est composée d'une multitude de petites glandes, les unes simples, en forme de tube, les autres composées et réunies en grappes; autour de l'ouverture cardiaque de l'estomac et au milieu de sa courbure on découvre une foule d'autres petites glandes agglomérées, nommées follicules muqueuses. — Toutes ces glandes sécrètent à la surface interne de la membrane un fluide à peu près semblable.

Plusieurs physiologistes prétendent que le *fluide gastrique* proprement dit est fourni par les glandes réunies en grappes autour du pylore ; les sécrétions des autres glandes ne feraient qu'aider à la dilution des aliments. — L'estomac possède, en plus, des vaisseaux absorbants et des radicules veineuses qui absorbent également les principes nutritifs pour les porter dans le torrent de la circulation ; car c'est dans l'estomac que s'opère la digestion des viandes et de toutes les matières albuminoïdes. La partie amylacée du pain, les légumes, les graisses et toutes les substances sucrées, ainsi que nous le démontrerons plus loin, ne sont point digérés dans l'estomac ; ils y sont simplement réduits en bouillie afin de passer dans le duodénum où leur digestion s'opère. — L'estomac reçoit aussi de nombreux vaisseaux artériels et veineux ; les branches nerveuses qui président à la digestion lui sont fournies par les nerfs *Pneumogastrique* et le *Grand sympathique*. Mille expériences concluantes ont prouvé que les digestions s'opéraient sous leur influence ; — ces nerfs étant coupés, sur l'animal vivant, la digestion s'arrête.

En résumé, le rôle important de l'estomac est : — 1° d'achever la trituration des aliments et de les réduire en *chyme* ou bouillie ; — 2° de sécréter le fluide gastrique, agent essentiel de la chymification ; — 3° d'extraire, au moyen des capillaires absorbants, les principes albumineux ou azotés contenus dans les aliments et de les diriger dans les canaux chylifères.

## SECTION II

### DES INTESTINS

Le tube intestinal comprend six intestins, dans sa longueur. Trois grêles : — le *duodénum*, — l'*iléon* — et le *jéjunum*. — Trois gros : — le *cæcum*, — le *côlon* — et le *rectum*.

### § 8

#### Intestins grêles

Le **duodénum** ou second estomac, fait suite à celui-ci. Ce nom lui a été donné parce qu'il ne mesure que douze travers de doigt en longueur ; trèslarge et susceptible d'une plus grande dilatation, il forme une espèce de croissant qui circonscrit la glande pancréas. — L'intérieur du duodénum est, de même que l'estomac, tapissé d'une membrane muqueuse dont les saillies ou rides circulaires ont reçu le nom de *valvules conniventes*, destinées à retarder la marche du *chyme*. On remarque, vers sa partie moyenne, une petite ouverture intérieure qui est l'orifice de deux canaux réunis, l'un partant du foie et l'autre du pancréas ; c'est par cette ouverture que la bile et le suc pancréatique arrivent dans le duodénum. Ces deux humeurs sont absolument nécessaires pour émulsionner les matières grasses contenues dans le chyme ou bouillie alimentaire et les transformer en chyle.

Le **jéjunum**, portion de l'intestin grêle située entre le duodénum et l'iléon ; son nom latin lui vient de ce qu'on le trouve toujours vide à l'autopsie des cadavres. — La bouillie chymeuse, favorisée par les mouvements péristaltiques de l'intestin, passe du second estomac dans le *jéjunum*, où se trouvent les vaisseaux absorbants qui extraient, de cette bouillie, le chyle pour le porter dans le canal *thoracique ;* de ce canal le chyle passe dans le sang.

**L'iléon.** ILÉON (du grec *illeini* tourner) est la troisième et la plus longue portion de l'intestin grêle ; les mêmes phénomènes d'absorption chyleuse qui ont eu lieu dans le jéjunum se continuent dans l'iléon.

§ 9

**Gros Intestin**

Le **cœcum** (du latin *cœcus*, aveugle), ainsi nommé

parce qu'il offre un appendice terminé en cul de sac.
— Le *cæcum* fait suite à *l'iléon ;* d'après l'ordre ana-
tomique il commence la série des gros intestins ; une
valvule appelée *iléo-cæcale,* placée à son origine, s'oppose au retour de la bouillie alimentaire vers l'iléon.
Son calibre est plus gros que celui des intestins grêles,
mais il ne mesure que dix centimètres de longueur.
— A gauche et en bas existe un petit prolongement
de l'intestin : *l'appendice cæcale,* dont l'usage n'a pas
été encore bien déterminé. Chez certaines espèces
d'animaux, cet appendice, beaucoup plus développé
que chez l'homme, sert de réservoir au *chyme.*

Le **côlon,** mot tiré du grec *Kôluô,* qui signifie je
retarde. En effet, la marche de la bouillie chymeuse
est plus lente dans cet intestin. — Avant de décrire
le *côlon,* nous ferons observer que les vaisseaux absorbants des intestins grêles, sont plus nombreux que
ceux des gros intestins et puisent dans une bouillie
demi-liquide, tandis que les absorbants du colon
puisent dans une bouillie plus épaisse ; c'est pourquoi le colon est moins long et plus gros que l'intestin grêle ; ses fibres musculaires sont plus déve-
loppées et plus courtes, dans le sens de la longueur ;
elles y déterminent des bosselures par leurs contractions, et rendent plus puissant le mouvement péristaltique pour chasser vers le rectum les matières
stercorales.

Le *côlon* s'étend du *cœcum* au *rectum ;* c'est la portion la plus longue du gros intestin. Les vaisseaux absorbants, bien que moins nombreux ici que dans l'intestin grêle, existent néanmoins sur tous les points de sa muqueuse, excepté dans l'S iliaque rapprochée du *rectum*. La direction multiple du colon dans l'abdomen lui a fait donner les quatre épithètes dérivées des quatre directions qu'il affecte.

1° Le *côlon ascendant* ou *lombaire droit* monte de la fosse iliaque droite jusqu'au rebord des fausses côtes du même côté ;

2° Le *côlon transverse* se replie et se dirige horizontalement de droite à gauche au-dessous de l'estomac. C'est dans cette portion du gros intestin que les gaz s'accumulent et donnent naissance à cette espèce de colique vulgairement désignée par ces mots : *barre douloureuse ;*

3° Le *côlon descendant* ou *lombaire* gauche se replie de nouveau et descend verticalement sur le côté gauche du ventre jusqu'à la fosse iliaque ;

4° L'S du *côlon*, ainsi nommé en raison de la double courbure qu'il décrit, représentant un S.

A cette légère esquisse du *côlon*, on s'aperçoit que la bouillie alimentaire, déjà dépouillée d'une partie de son chyle, est forcée de remonter, malgré son poids, pour entrer dans le côlon transverse et redescendre ensuite dans ses courbures en S. Enfin, la pâte alimentaire, ne possédant plus ou que fort peu de sucs assimilables, tombe et se moule dans le dernier intestin, le *Rectum.*

Le **Rectum** c'est la dernière portion du gros intestin. Sa situation presque droite lui a fait donner ce nom latin. Placé dans l'excavation de l'os sacrum, il se dirige obliquement de haut en bas jusqu'à *l'anus.* Chez l'homme il est situé derrière la vessie et la prostate ; — chez la femme, en arrière de l'utérus et du vagin. Sa membrane intérieure est sillonnée de plis longitudinaux nommés colonnes du rectum.

*Anus*, mot latin spécifiant l'orifice de l'extrémité inférieure du canal digestif. L'anus est muni d'un sphincter ou anneau musculaire pour s'opposer à la sortie involontaire des matières fécales. La peau de cet orifice est brunâtre et offre des rides longitudinales qui, en se détendant, donnent plus d'ampleur à l'ouverture anale pendant sa fonction.

## § 10

### Mucus des voies digestives

Les glandes mucipares de la bouche ne sont point les seules qui, conjointement avec la salive, imprègnent les aliments broyés et les préparent à la digestion gastrique. Les intestins aussi ont leurs glandes mucipares. D'une extrémité à l'autre, le canal digestif est, nous le répétons, tapissé d'une membrane muqueuse dont la surface intérieure est baignée par le mucus que lui versent les glandes. Ce mucus diffère de composition, selon les parties du canal où il a été recueilli. Ainsi le mucus de la bouche n'est pas tout à fait le même que celui de l'estomac et des intestins, voilà pourquoi il a été difficile d'en faire une analyse exacte. Néanmoins, voici les résultats fournis par les chimistes qui l'ont analysé :

> Matière animale particulière.
> Hydrochlorates alcalins.
> Lactate de soude.
> Soude pure.
> L'eau en forme les 9/10°.

Nous ne donnons point les chiffres proportionnels de chaque matière, parce qu'ils diffèrent selon les chimistes qui en ont fait l'analyse.

## SECTION III

### LE SUC

#### OU FLUIDE GASTRIQUE

**Son rôle dans la digestion**

### § 11

Le **suc gastrique** est sécrété par les glandules de l'estomac; quelques anatomistes ont prétendu que ces petites glandes étaient plus nombreuses au voisinage des orifices cardiaque et pylorique que dans les autres parties de l'estomac, chose fort peu importante. — Le suc gastrique est toujours mélangé de salive, de mucus et d'eau ; une certaine quantité recueillie sur un animal à jeun et analysée, a donné les résultats suivants :

Azote, carbone, hydrogène, oxygène et soufre.
Chlorures de soude, de potasse et de fer.
Phosphate de chaux et de magnésie.
Acide tartrique.

Un chimiste contemporain a découvert, dans le suc gastrique, une substance azotée qui, selon lui, serait le principal agent de la digestion des viandes et de toutes les matières albuminoïdes. La digestion des matières albumineuses étant une des conditions essentielles de la formation du sang, le nom de *Pepsine* (du grec *Pepteïn*, digérer) lui a été justement donné.

## § 12

### Le suc pancréatique

Le **Pancréas** (du grec *Pan-Kréas*, tout chair), est une glande, d'un aspect charnu, logée dans le ventre au niveau de la douzième vertèbre dorsale ; elle est entourée par la courbure du duodénum. L'anatomiste

divise cette glande en trois parties égales : le centre
et deux extrémités, dont celle de droite est la *tête;*
celle de gauche, la *queue.* De même que les glandes
salivaires auxquelles il ressemble par sa composition,
le *pancréas* sécrète un fluide (*le suc pancréatique*), dont
le canal excréteur va s'ouvrir dans l'intestin duode-
num, à deux endroits différents. Le canal qui lui
donne passage se bifurque avant de pénétrer dans
l'intestin. Sa branche supérieure se confond avec le
canal *kolédoque,* venant du foie, et verse dans le duodénum le suc pancréatique mêlé à la bile ; la branche
inférieure s'ouvre à deux centimètres plus bas que la
supérieure et fournit au duodénum le suc pancréatique dans toute sa pureté. — Le suc pancréatique est
si riche en albumine qu'il se coagule, par la chaleur,
aussi complétement que le blanc d'œuf.

De nombreuses expériences, faites sur le vif, ont
donné la certitude que le suc pancréatique était strictement nécessaire à l'émulsionnement des matières
grasses végétales et animales. Ces matières, qui ne
sont solubles ni dans l'eau, ni dans la salive, ni dans
le suc gastrique, sont facilement émulsionnées par le
suc pancréatique. — L'émulsion n'est point une combinaison, ainsi que beaucoup de personnes le croient,
c'est simplement une division des corps gras, mais si
ténue que les globules graisseuses ou huileuses s'offrent aux yeux à l'état de poussière blanche, micros-

copique. Ce n'est que dans cet état d'extrême division qu'ils peuvent être absorbés et assimilés.

Le fluide pancréatique est, comme nous venons de le dire, très-riche en albumine ; sa qualité alcaline en fait un puissant auxiliaire de la bile. Voici sa composition d'après diverses analyses :

Albumine — margarine — mucus.
Chlorures de soude et de potasse.
Sulfate de corbonates alcalins.
Chaux combinée aux acides carbonique et phosphorique.

## § 13

### La bile

La **bile** est une humeur épaisse d'un jaune verdâtre, sécrétée par le *foie*. Sa saveur est à la fois amère, douceâtre et alcaline. L'écoulement naturel de la bile se fait par un petit canal (*kolédoque*) qui, du foie, s'ouvre dans l'intestin duodénum, aux heures de la digestion seulement. Ces heures écoulées, c'est-à-dire quand l'estomac ne contient plus d'aliments, la bile remonte, par un autre canal (*cystique*) et tombe goutte à goutte dans un réservoir nommé *vésicule biliaire*, en attendant les digestions subséquentes. Si, par hasard, la quantité de bile sécrétée dépassait la capacité du réservoir, la membrane contractile de ce réservoir agit pour en déverser le trop plein dans le canal *kolé-*

2.

*doque* qui le transmet à l'intestin grêle. — L'exposé du simple mécanisme de cette fonction pourra détruire une erreur, assez généralement accréditée parmi les gens du monde, au sujet de la *bile dans l'estomac*. Ils sauront, qu'en état de santé, la bile ne monte jamais dans l'estomac; lorsqu'elle y pénètre, comme à la suite de coliques ou de médicaments vomitifs, c'est la violente contraction des muscles du ventre exercée sur le foie, qui la fait remonter de l'intestin à l'estomac. Donc, la présence de la bile dans l'estomac n'est point naturelle; elle annonce, au contraire, un état anormal ou l'action d'un agent qui a provoqué son ascension.

### COMPOSITION DE LA BILE

Acide kolique et acide koléique, ce dernier diffère du précédent en ce qu'il contient du soufre.
Kolates et koléates.
Kolestérine — margarine — oléine et mucus.
Phosphate et carbonate alcalins — fer et silice, traces.
Eau 90 pour 100.

La bile est, à la fois, une tumeur *récrémentitielle* puisqu'elle concourt à la digestion, et *excrémentitielle*, puisque sa partie non utilisée est rejetée au dehors avec les excréments qu'elle a colorés en jaune.

## SECTION IV

**LE CHYLE** (du grec *khilos*, suc)

Le chyle, dernière transformation des aliments, est un fluide très-complexe, ainsi que nous le verrons plus bas. Il revêt la couleur blanche ou rosée, selon le genre de nourriture animale ou végétale; il est onctueux et d'une saveur légèrement sucrée. Après la digestion complète des aliments, il devient d'un blanc laiteux; cette couleur est due à la graisse émulsionnée par les sels de potasse et de soude qu'il contient.

Examiné au microscope, le chyle présente deux sortes de globules sphériques, en suspension dans un liquide séreux; les uns sont de simples corpuscules graisseux; les autres sont les vrais globules du chyle de nature albumineuse.

Le chyle, extrait de ses vaisseaux et abandonné à lui-même, se sépare en trois parties : l'une liquide, l'autre solide, la troisième forme une couche mince qui surnage, c'est la matière grasse.

Pendant son trajet dans les vaisseaux où il circule, le chyle subit diverses transformations : il devient plus épais; la fibrine y puise ses éléments; une matière rougeâtre, composée de carbone, d'hydrogène, d'oxygène et d'un peu de fer, y prend naissance; c'est la matière qui formera bientôt *l'hématosine* du sang.

La composition chimique du chyle doit nécessairement participer de celle des aliments digérés ; c'est, en effet, ce qui a lieu. — Le chyle provenant de la digestion des viandes est plus *azoté* que celui que fournissent les fécules et les légumes herbacés. — Le chyle provenant de ces derniers aliments est plus *hydro-carboné* que le chyle fourni par les viandes et leurs similaires. C'est ce que plusieurs analyses chimiques ont constaté dans les chyles des carnivores et des herbivores. — Le chyle de l'homme tient le milieu entre ces deux sortes de chyle, en voici l'analyse :

| | |
|---|---:|
| Fibrine ..................... | 2 |
| Albumine..................... | 63 |
| Matière sucrée................. | 2 |
| Matières grasses............... | 8 |
| Acide acétique................. | 1 |
| Acide butyrique................ | 1 |
| Sel de soude et de potasse....... | 12 |
| Carbonate de chaux............ | 2 |
| Eau........................... | 904 |
| | 1000 |

Ainsi qu'on le voit par ce tableau, le chyle est composé de sels divers, de sucre qui n'est pas encore en graisse ; d'acides lactique et butyrique en dissolution ; de graisses saponifiées, divisées en molécules très-tenues ; et, enfin de fibrine et d'albumine solubles.

## § 14

### Vaisseaux chylifères

*(ou absorbant les sucs nutritifs)*

Le **chyme** ou bouillie alimentaire qui baigne la surface intérieure du canal digestif, chemine lentement
de l'estomac aux intestins, sollicité par un mouvement de haut en bas, nommé mouvement *péristaltique.* — Dans l'épaisseur de la membrane muqueuse
qui tapisse les voies digestives, courent une infinité de
petits vaisseaux, peu visibles à l'œil nu, vrais suçoirs,
chargés de pomper les sucs nutritifs contenus dans
le chyme. Ces petits vaisseaux sont les *chylifères* proprement dits ; mais ils ne sont point les seuls à remplir cette fonction, les *radicules veineuses* des intestins
et les *vaisseaux lymphatiques* absorbent aussi les sucs
nutritifs pour les porter directement dans le torrent
de la circulation. — Lorsque la digestion est sur le
point de finir, si l'on ouvre les vaisseaux chylifères,
on les trouve gonflés d'un liquide laiteux. La couleur
blanchâtre du chyle est due à l'émulsionnement de
matières grasses contenues dans les aliments ; car le
chyle revêt une couleur opaline, quand la nourriture
s'est trouvée complétement privée de graisse.

## § 15

### Direction des vaisseaux chylifères

Ces vaisseaux, d'une ténuité microscopique à leur
naissance dans les parois de l'intestin, se réunissent,
peu à peu, en branches plus visibles ; puis, à certains
endroits, ils s'élargissent, s'enroulent les uns autour
des autres, et, au moyen d'un mucus agglutinatif,
forment des espèces de grumeaux de variables gros-
seurs, auxquels l'éminent physiologiste MOLESCHOTT a
donné, à tort, le nom de *glandes mésentériques*. En effet,
ces glandes se composent d'un entrelacement de *vaisseaux chylifères* dont le volume augmente par le seul
fait de la réunion de plusieurs en un seul. Lorsque
les petits vaisseaux chylifères ont, par leur réunion,
formé des troncs plus gros, ils se résolvent tous en
un tronc unique, se dirigeant de droite à gauche,
vers la onzième vertèbre dorsale, pour atteindre le
réservoir du canal thoracique. Mais, avant de s'ouvrir
dans ce canal, le gros tronc chylifère reçoit deux petits vaisseaux remplis d'un liquide transparent (la
lymphe) provenant de diverses parties du corps ; de
telle sorte que le dernier tronc chylifère verse dans
le canal thoracique un fluide composé de chyle et de
lymphe.

## § 16

### Direction du canal thoracique

Ce canal commence dans le bas ventre; à peu de distance de ce point il se dilate et forme comme une ampoule, nommée *réservoir de Pecquet*. De là il monte dans la poitrine en traversant le diaphragme, s'appuie sur les vertèbres dorsales, à côté de l'aorte, glisse derrière l'œsophage et s'ouvre dans la veine sous-clavière gauche. Pendant son trajet, le canal thoracique reçoit successivement les vaisseaux lymphatiques du ventre, de la poitrine et de la tête, qui lui apportent leur produit.

Les vaisseaux *chylifères proprement dits* versent le chyle dans la veine cave supérieure et de là dans la veine sous-clavière gauche. Une partie des vaisseaux lymphatiques et des veines intestinales pompent aussi les sucs nutritifs et les versent dans la veine *Porte* qui les transmet au foie; après une nouvelle élaboration, le foie les transmet à la veine cave supérieure et inférieure, de telle sorte que les deux veines caves supérieure et inférieure chargées des sucs épurés de la digestion, les déversent dans les cavités droites du cœur. Le sang, encore impur, passe du cœur dans les poumons où son carbone est brûlé par l'oxygène de l'air respiré,

et, aussitôt, de noir qu'il était, il devient rouge-ver-
meil (*sang artériel*). Des poumons le sang est versé,
par les veines pulmonaires, dans le côté gauche du
cœur, et de là, dans la grosse artère AORTE qui se distribue dans l'organisme entier. — Telle est, en résumé :

1° La marche que suit le chyle pour arriver à la
veine sous-clavière gauche dans laquelle il se jette;

2° L'oxygénation du sang qui sort du poumon débarrassé de son carbone ;

3° La distribution à tous les organes du corps des
molécules nutritives que charrie le sang artériel.

## SECTION V

### LES VEINES INTESTINALES

#### CONSIDÉRÉES COMME AUXILIAIRES DES VAISSEAUX CHYLIFÈRES

Les veines intestinales, de même que les capillaires
artériels, forment un immense réseau qui étend ses
ramifications sur toute la cavité abdominale ; elles
remplissent le même rôle que les vaisseaux chylifères et lymphatiques à l'égard de la nutrition. Les
veines intestinales absorbent directement et charrient
les produits de la digestion, les matières grasses
exceptées, l'absorption de ces matières étant réservée
aux vaissaux chylifères. En revanche, tous les sels

contenus dans la bouillie alimentaire, y passent plus
facilement et plus promptement que dans ces derniers. — Des expériences faites et répétées par plusieurs médecins physiologistes, ont fait acquérir la
certitude que certains médicaments, les sels métalliques, les poisons et plusieurs substances odorantes
tels que le musc, le castoréum, la civette, le camphre,
l'alcool parfumé, etc., sont très-rapidement absorbés
par les veines intestinales et versés presque aussitôt
dans le torrent de la circulation.

Un physiologiste aussi savant que modeste, M. Hé-
ring, a expérimenté que le *ferro-cyanure de potasse*,
injecté dans une veine, parcourt en trente secondes,
le cercle entier de la circulation.

## SECTION VIJ.

### La lymphe

La lymphe est un fluide blanc légèrement teinté
de jaune, d'une saveur alcaline assez accusée, et rou-
gissant le papier de tournesol. La lymphe contient,
en abondance, des globules microscopiques, mais
plus petits et moins nombreux que ceux du sang ;
leur forme est sphérique. Retirée des vaisseaux où elle
circule, la lymphe se coagule, à l'air, au bout de
quelques minutes et revêt une faible teinte rosée,

puis se sépare en deux parties : l'une liquide, analogue au sérum du sang ; l'autre solide formant un
caillot. Sa composition chimique est :

Albumine — fibrine — chlorures de soude et de potasse —
phosphates de chaux et de magnésie — carbonates de soude
et de chaux — eau, 92 pour 100.

La plupart des physiologistes modernes admettent,
d'après les recherches expérimentales de plusieurs
d'entre eux, que la lymphe, prise sur un animal à
jeun, est identique au chyle, à très-peu de différence
près ; et, de même que le sang, elle circule dans
toutes les parties du corps. Mais, sa circulation étant
irrégulière, elle abonde dans certaines parties, tandis
qu'elle est rare en d'autres ; cette irrégularité vient
de l'absence d'un organe central pour la lymphe,
comme le cœur, pour la circulation du sang.

Les vaisseaux lymphatiques du cœur, de la poitrine.
du côté droit, se réunissent pour former la *grande
veine lymphatique* qui s'ouvre dans la veine sous-
clavière, à droite ; les autres vaisseaux lymphatiques
viennent, généralement, aboutir au canal thoracique.
— Enfin, pour établir l'analogie entre les vaisseaux
lymphatiques et les chylifères, plusieurs expériences
ont été faites, et l'on s'est assuré que, pendant le travail de la digestion, les vaisseaux lymphatiques char-
riaient de la lymphe et du chyle. Donc les lympha-

tiques seraient les auxiliaires des chylifères et des veines intestinales ; ces trois ordres de vaisseaux apporteraient les sucs nutritifs dans la grande circulation veineuse.

## SECTION VII

### LE SANG

Dénommé *chair coulante* par les anciens anatomistes, le **sang** est le fluide qui, de la naissance à la mort, fait circuler la vie dans le corps des animaux. Son rôle est de porter, dans les organes, les éléments nécessaires à leur développement, pendant la période de croissance ; puis, à réparer les pertes incessantes produites par la nutrition et les excrétions : c'est-à-dire à entretenir la vie. — Les excrétions telles que transpiration, urines, matières fécales, etc., étant de véritables scories, leur séjour dans le corps deviendrait bientôt une cause de maladie. — Or, pour réparer les pertes du corps, le sang doit contenir les divers éléments qui constituent nos organes, et ces éléments sont puisés dans les aliments transformés en *chyle* par la digestion.

Le sang est composé d'albumine, de fibrine, de graisse, de sucre, de plusieurs sels et de 9/10e d'eau. Les physiologistes divisent le sang en deux parties : le PLASMA ou *sérum*, partie aqueuse, et les GLOBULES.

Le plasma, ou l'eau du sang, tient en dissolution la *fibrine*, matière incolore se figeant au contact de l'air, en quantité minime, 2 ou 3 pour 1,000.

Une quantité plus considérable d'albumine, se coagulant à la manière du blanc d'œuf, est également tenue en dissolution dans le sang. — Le *Plasma* contient, en outre, des matières grasses et plusieurs sels, comme on le verra plus bas. Les dernières analyses y ont découvert trois sortes de gaz : l'oxygène, l'hydrogène et l'acide carbonique. Ces gaz s'y trouvent dissous à la manière de l'air atmosphérique dans l'eau.

L'autre partie du sang se compose de globules, les uns rouges, les autres blancs. — Les globules rouges, ayant la forme de disque, offrent un renflement à leur circonférence ; leur couleur rouge est due à une petite quantité de fer qu'on a nommé *hématosine*. — Les globules blancs n'ont point de fer et sont à peu près semblables aux globules de la lymphe et du chyle. Ces deux sortes de globules nagent dans le *plasma* et sont entraînés avec lui dans le torrent de la circulation.

COMPOSITION DU SANG, D'APRÈS UNE RÉCENTE ANALYSE.

| | |
|---|---:|
| Eau | 789 |
| Fibrine | 2 |
| Albumine | 67 |
| Globules | 131 |
| Graisses | 3,5 |
| Chlorures et sels divers | 7,5 |
| | 1,000 |

*Nota.* — Nous pensons que le chiffre des sels n'est point exact. En effet, si l'on tient compte du nombre et de la variété des sels qu'on trouve dans le sang : les chlorures, — les carbonates de soude et de potasse, — les phosphates de chaux, de fer et de magnésie, qui doivent être largement distribués à tous les organes et tissus de notre économie, le chiffre 7,5 nous paraît bien minime ?

Ainsi qu'on vient de le lire au tableau précédent, le sang contient 789 millièmes d'eau, toutes les parties de notre corps sont, par conséquent, imprégnées d'eau, et quelques-unes en très-grande abondance. — L'eau du sang ne transsude jamais à travers les vaisseaux capillaires sans charrier les sels qu'elle tient en dissolution. C'est pourquoi on trouve toujours un ou plusieurs de ces sels dans nos tissus. Ainsi le phosphate de chaux se porte sur les os ; — l'affinité du chlorure de soude ou sel de cuisine pour les cartilages est très-remarquable ; — les chlorures de potasse et de soude se dirigent sur les muscles, mais la potasse en plus grande quantité que la soude. Dans le foie, la rate et les poumons, l'analyse isole des quantités assez notables de sucre, provenant de la transformation des aliments féculents. Les muscles, outre les sels de potasse et de soude, offrent des traces *d'i- nosite* provenant de l'acide lactique.

La quantité de sang contenue dans le corps d'un

homme fait, a été évaluée à 12 kilogrammes ; — le
corps d'une femme n'en contiendrait que dix. La proportion de l'eau est plus considérable chez cette
dernière que chez l'homme. — Les tempéraments lymphatiques ont plus d'eau dans le sang que les tempéraments sanguins et bilieux. Chez les vieillards, après
70 ans, les changements qui surviennent dans le
sang ne se bornent pas à une augmentation d'eau, on
remarque aussi une diminution des globules et conséquemment de la masse du sang. La proportion des
sels augmente ; c'est à cette augmentation qu'est
due l'ossification des vaisseaux chez les vieillards
très-âgés.

### § 17

Les ALTÉRATIONS du sang sont. d'après les médecins, assez nombreuses ; elles portent, en général, sur
l'augmentation ou la diminution d'un ou de plusieurs
de ses principes constituants : *eau — albumine —
fibrine — globules — matières grasses et sels divers.* Il y
a altération du sang lorsque ces éléments ne sont
plus dans les proportions normales ; ce qui a lieu
dans beaucoup de maladies.

Pour ce qui regarde notre ouvrage, nous ne consi-
dérons les altérations légères du sang, que sous le
rapport d'un chyle pauvre, mal élaboré, résultat or-

dinaire de la mauvaise qualité ou de l'insuffisance des aliments. Les jeûnes systématiques et absurdes, — l'habitation en des lieux malsains ou des locaux étroits dépourvus de la quantité d'oxygène nécessaire à la révivification du sang ; — la vie molle, étiolée, trop sédentaire ; — les grands chagrins qui minent lentement l'organisation, etc., etc., sont autant de causes qui pervertissent la qualité du chyle ; mais, dès que ces causes cessent d'agir, l'altération du sang ne tarde pas à s'effacer.

## SECTION VIII

### L'URINE

Considérée comme un des *excreta* de la digestion, l'urine est un produit excrémentitiel ; elle débarrasse le corps d'une quantité d'eau, tenant en dissolution plusieurs sels et des matières azotées, qui, ne pouvant plus servir à la nutrition, deviendraient nuisibles par leur séjour prolongé.

L'urine contient 92 à 95 % d'eau ; on estime à 14 où 1,500 grammes la quantité rendue, en vingt-quatre heures, par l'homme fait. Mais cette quantité peut être augmentée ou diminuée ; elle varie selon la quantité des boissons prises, selon les âges, le sexe, la profession, etc. Celui qui perd beaucoup par

la transpiration, urine moins que l'homme sédentaire ; les personnes qui mangent beaucoup de viande
et peu de légumes, urinent moins que celles qui
suivent un régime opposé. Les grands buveurs de bière
rendent en 24 heures jusqu'à quatre kilogrammes
d'urine aqueuse.

La couleur de l'urine est aussi très-variable ; l'éta$^t$
physique et moral agit sur elle ; tantôt elle est jaunâtre et tantôt jaune paille, limpide et presque blanche ; d'autres fois elle est rougeâtre, trouble, laissant
un dépôt au fond du vase. — L'urine du matin est
plus chargée que celle de la journée. Après de grandes
fatigues elle est épaisse et rare. — Pendant certaines
affections fébriles, sa couleur et sa consistance sont
altérées ; elle est abondante, limpide et presque blanche dans les névroses de l'estomac et des intestins ;
quelquefois, au contraire, elle est rouge, épaisse et
rare.

L'urine de l'homme, en santé, est ordinairement
acide ; mais, laissée dans un vase pendant quelque
temps, elle devient alcaline. Ce changement a lieu
sous l'influence d'une fermentation produite par le
mucus contenu dans l'urine abandonnée à elle-même ;
alors, l'urée qu'elle renferme passe à l'état de *carbonate d'ammoniaque*, et il se forme un dépôt.

## COMPOSITION CHIMIQUE DE L'URINE

La compositon de l'urine est très-complexe, l'analyse y trouve :

Urée
Acides urique, acétique, butyrique
Lactate d'ammoniaque
Osmazone
Sulfates de potasse, de soude
Phosphate de soude, de chaux, de magnésie et d'ammoniaque
Chlorure de soude
Chlorhydrate d'ammoniaque
Huile colorante
Matière grasse
Débris d'Epithélium
Eau 94 0/0

## § 18

### De l'urée

La plus notable des substances contenues dans l'urine est celle qu'on nomme **urée**. Elle est la plus azotée de toutes les parties du corps ; on a constaté d'une manière exacte qu'elle contenait 2,20 °/₀ d'azote; ou bien 30 grammes d'azote dans les 1,500 grammes d'urine expulsée en vingt-quatre heures, ce qui est énorme. Les recherches de plusieurs savants physio-

3.

logistes s'accordent à prouver que l'*urée* est une oxydation des matières albuminoïdes des aliments ; qu'elle est produite par la décomposition des tissus azotés du corps et correspond à la rénovation de ces tissus. — En expulsant l'urée, par les urines, la nature débarrasse l'organisme d'une quantité d'azote incessamment renouvelée par le travail des reins. Ici, comme pour toutes les sécrétions, le travail des organes commence avec la vie et ne cesse qu'à la mort. — L'urine contient encore d'autres matières azotées : la *créatine* et la *créatinine*, mais en fort petite quantité.

Il arrive, parfois, même en état de santé, soit après une excitation des organes digestifs, soit après une digestion laborieuse, un malaise, que l'urine laisse au fond du vase un sédiment rougeâtre, une poudre semblable à de la brique rouge pilée ; ce sédiment est de *l'acide urique*. Quelques jours de repos et des boissons délayantes suffisent pour ramener l'urine à son état naturel. — D'autres fois, *l'acide urique*, se combinant avec des bases en dissolution dans l'urine, forme des *urates* de soude, de potasse, de magnésie, etc. Ces dépôts, lorsqu'ils sont abondants et journaliers, font pressentir une affection des *reins*, et peuvent donner lieu à la formation de *gravelles, calculs*, dont la composition participe des sels terreux qui leur ont donné naissance. Ces calculs ont été classés, d'après l'analyse chimique :

1° En calculs *d'acide urique* et *d'urates ;*

2° En calculs de *phosphate ammoniaco-magnésien ;*

3° Et en calculs *d'oxalate et de carbonate de chaux.*

Ces affections, toujours très-graves, exigent la direction d'un médecin qui fait sa spécialité du traitement de ces maladies (1).

Si nous sommes sorti, un instant, du cadre de cet ouvrage, c'est dans le but d'éclairer le lecteur sur la gravité et les dangers des affections des voies urinaires négligées.

(1) Parmi les célébrités médicales qui traitent spécialement les maladies des voies urinaires, nous citerons le docteur Aug. Mercier, auteur de plusieurs ouvrages couronnés, sur cette matière. Praticien aussi éclairé qu'habile opérateur, il a désormais acquis, dans cette spécialité, une réputation justement méritée.

# CHAPITRE III

## DE LA DIGESTION

---

DES SUBSTANCES ALIMENTAIRES EN GÉNÉRAL
ET DE LEURS CURIEUSES TRANSFORMATIONS DANS LE
TUBE DIGESTIF

La digestion est une des plus importantes fonctions de l'organisme humain ; son influence sur le physique et sur le moral est incontestable. — Une digestion facile rend le corps dispos et l'esprit gai ; — une digestion pénible alourdit les membres, assombrit le caractère et obscurcit les idées. — Une indigestion abat les forces, produit un malaise général. — L'estomac et les intestins fatigués, soit par des excès d'aliments et de boissons, soit par toute autre cause, fonctionnent mal, d'abord ; et, si l'indigestion se produit souvent, l'estomac s'irrite, s'enflamme, ou, selon le tempérament du sujet, contracte une de ces affreuses maladies qu'on nomme *névroses*, *gastralgie*, *gastrite chronique flatulente*, etc. Malheur aux imprudents qui ne leur opposent pas un prompt remède !... Plus de repos pour eux..., leurs jours s'écouleront désormais dans la souffrance et la tristesse. — Cet avis donné sur l'importance des bonnes digestions, pour la santé, nous allons initier le lecteur au mystérieux travail qui se fait dans l'estomac et les intestins, pour rendre les aliments assimilables à notre propre substance.

§ 1.

### Digestion des viandes et des matières contenues dans divers aliments

Les personnes étrangères à la physiologie, croient que tous les aliments, pris dans un repas : pain, viandes, légumes, fruits, etc., se digèrent dans l'estomac; erreur, car ce n'est pas tout à fait ainsi que se passent les choses. La démonstration suivante le prouvera.

Les *viandes*, ainsi que les matières azotées contenues dans les œufs, le lait, le fromage, les légumineuses, les céréales et autres végétaux, sont digérées dans l'estomac, ou, pour parler plus exactement, sont attaquées

·et dissoutes par le fluide gastrique. Mais il faut que les aliments aient été broyés et préalablement imprégnés de salive ; nous verrons, plus loin, que la salive est une des humeurs nécessaires à la digestion de tous les aliments dont l'homme fait usage. C'est dans ce but qu'on recommande la mastication complète des aliments pour obtenir une bonne digestion.

Les *graisses*, *huiles* et *fécules*, provenant d'aliments divers, n'éprouvent aucune transformation dans l'estomac, c'est dans l'intestin *duodénum* ou second estomac, que leur digestion s'opère. Voici comment : — Les matières grasses contenues dans le *chyme* ou bouillie alimentaire sortie de l'estomac, rencontrent dans le *duodénum*, la *bile* et le suc *pancréatique* sécrétés, en abondance, par le foie et la glande *pancréas*, ·au moment de la digestion. Sous l'action combinée de ces deux fluides alcalins, les graisses sont entièrement émulsionnées, c'est-à-dire, divisées en une infinité de globules microscopiques qui leur donnent l'aspect d'une émulsion d'amandes.

Les sels divers : chlorures, carbonates, phosphates, etc., contenus dans les aliments et boissons, la plupart solubles dans l'eau naturelle ou acidulée, sont pris par les vaisseaux absorbants de l'estomac et des intestins.

Les viandes dissoutes dans l'estomac, ainsi que les matières azotées des autres aliments, doivent être transformées en albumine et en fibrine liquides, avant d'être absorbées par les vaisseaux *chylifères* et être versées dans le sang veineux. — La fibrine du sang sert à former la chair (les *muscles*); — le rôle de l'*albumine* est de remplir les intervalles musculaires et de former les tissus fibreux du corps.

Ainsi donc, les viandes, les graisses, les fécules et les sels trouvent dans le canal digestif, chacun en particulier, leurs dissolvants; — pour les viandes et matières azotées, le dissolvant est la *pepsine*, partie essentielle du suc pancréatique; — pour les graisses et les fécules ce sont la bile et le suc pancréatique; — pour les sels, c'est l'eau simple ou combinée à des acides.

Ce qu'on vient de lire n'est que le commencement des phénomènes de la digestion; d'autres phénomènes plus intéressants, ceux des transformations, vont se succéder dans les intestins. — Lorsque les viandes ont été dissoutes par le fluide gastrique; après que les matières grasses et les fécules ont été émulsionnées par le suc pancréatique et la bile; — lorsque enfin l'eau des boissons a été en partie absorbée par les radicules veineuses, la bouillie alimentaire quitte le *duodénum* ou second estomac, et descend dans l'intestin grêle (1). — A mesure qu'elle

(1) Pour se former une idée nette et précise des phénomènes qui se passent dans le canal intestinal, il est nécessaire de pos-

descend, les trois ordres de vaisseaux chylifères, lymphatiques et veines capillaires, pompent les sucs de cette bouillie qui tient en dissolution les viandes, les graisses, les sels et l'eau qu'on a mangés et bus. Ces sucs mélangés, auxquels on a donné le nom de *chyle*, ne deviennent réellement du *chyle pur* qu'en traversant les glandes mésentériques, formées d'un entrelacement des vaisseaux chylifères. (Voyez leur description, chap. II, paragraphe 14). C'est dans ces glandes qu'a lieu l'élaboration du chyle, qui s'en échappe pour aller se jeter dans le canal thoracique et, de là, dans la veine sous-clavière gauche.

## § 2

### Transformation des viandes

Avant d'être absorbées par les vaisseaux chylifères, les viandes et les matières azotées des autres aliments sont, ainsi que nous l'avons dit plus haut, transformées en fibrine et en gélatine ; c'est sous cette forme qu'elles arrivent dans la circulation sanguine, pour être dirigées, par une loi mystérieuse, l'une sur les muscles, l'autre sur les tissus fibreux.

séder, à fond, la connaissance de toutes les pièces du mécanisme digestif.

## § 3

### Transformation des graisses et des fécules

Les sucs gastrique et pancréatique unis au mucus intestinal produisent des transformations encore plus merveilleuses que celles produites sur des viandes. — Ces trois sucs combinés émulsionnent les graisses ; ils dissolvent l'amidon du pain et des végétaux, et le transforment :

1° En *dextrine ;* — 2° en *glucose ;* — 3° en *acide lactique* qui passe, avec le chyle, dans les glandes chylifères, où il subit la quatrième transformation, et devient, — 4° *acide butyrique ;* c'est sous cette dernière forme que le pain et les fécules passent dans le sang. Donc, les fécules amylacées, autrement dit l'amidon des céréales et autres végétaux, subit quatre transformations dans la *cornue vivante.* N'est-ce pas merveilleux !...

## § 4

### Direction des sels alimentaires dans les organes

Les sels existent en assez grand nombre, dans nos aliments et boissons. — Leur dissolution a lieu dans l'estomac ; leur absorption se fait partie dans ce viscère et partie dans les intestins. — La présence des

sels dans le sang, prouve qu'ils sont aussi nécessaires
à l'entretien de l'organisme humain, que les autres
aliments. — En vertu de la loi dite d'*élection*, chaque
sel prend la direction de l'organe où son rôle l'appelle.
Nous citerons comme exemples : le chlorure de soude
qui se dirige spécialement sur les cartilages ; — les
phosphates et carbonates de chaux, sur les os ; — les
sels de potasse, de magnésie et peu de soude, sur les
muscles ; — dans la pulpe cérébrale et la moelle épi-
nière, on rencontre l'acide phosphorique ; — les sels
de fer sont portés dans le sang ; — le soufre, la silice
et le fer, dans la moelle et l'enveloppe des cheveux
et des poils. En un mot, tous les sels alimentaires
ont leur organe d'élection, sur lequel ils se dirigent
invariablement.

§ 5

**Sécrétions. — Nutrition. — Excrétions**

Si nous sortons du domaine des transformations,
pour entrer dans celui des sécrétions ou élaborations
glandulaires, les phénomènes deviennent de plus en
plus curieux, mais leur cause est toujours un mys-
tère. — Il n'est pas indifférent à toute personne intelligente d'apprendre, de savoir dans quels organes,
dans quelles régions de son corps, vont se loger les
produits multiples de la digestion ; pourquoi le volume

et le poids de son corps conservent un équilibre plus ou moins parfait? — pourquoi il engraisse ou maigrit? — pourquoi il conserve ou perd la santé?... Il est hors de doute que ces questions sont intéressantes à résoudre. Nous tâcherons de les traiter aussi clairement que possible; mais, il faut le dire, la connaissance des diverses pièces qui composent l'appareil de la digestion, est indispensable pour bien en comprendre le mécanisme. Or, c'est en lisant et relisant le chachapitre II, qu'on acquerra cette connaissance.

Le lecteur sait déjà que le chyle est formé des divers produits alimentaires digérés et transformés; qu'il est versé dans le sang veineux conjointement avec la lymphe. Ce sang noir, chargé de carbone, impropre à la nutrition, doit être *artérialisé*, c'est-à-dire changé en sang artériel, pour aller vivifier tous les organes du corps. Le moyen, très-simple, dont s'est servi la nature, a été de le faire passer dans les poumons. En traversant ces organes, l'oxygène de l'air qu'on a respiré, brûle son carbone et le transforme en sang rouge vermeil. Ce sang ainsi artérialisé, passe du poumon dans le côté gauche du cœur qui, au moyen de la grosse artère *aorte*, le lance dans toute les parties du corps.

Le sang artériel pénètre toutes les membranes, tous les tissus et organes de l'économie humaine; il n'est aucune partie qui n'en reçoive sa part. C'est surtout dans les organes glandulaires répandus, avec profusion, sur la totalité du corps, que le sang artériel subit de merveilleuses transformations. Depuis les glandes énormes, telles que les poumons, le foie, la rate, jusqu'aux follicules ou glandes microscopiques, l'anatomiste en rencontre partout. — La peau est criblée de petits trous ou *pores* qui sont les canaux excréteurs de glandes minuscules, rejetant au dehors le produit de leur travail éliminateur, sous forme de sueurs *sensibles* ou *insensibles* (transpiration et perspiration). Enfin, dans tous les tissus, dans toutes les membranes du corps, à l'intérieur comme à l'extérieur, il existe des milliers de petites glandes à peine visibles à l'œil nu ; ce sont autant de laboratoires microscopiques où s'opèrent les décompositions et transformations du sang, en humeurs récrémentitielles ou excrémentitielles.

On distingue deux sortes ou systèmes de glandes : — 1° les *récrémentitielles* qui préparent les humeurs assimilables ; — 2° les *excrémentitielles*, qui expulsent du corps les matériaux usés, dont le séjour prolongé deviendrait nuisible ; d'où il résulte que la nutrition se résume dans un échange de matières.

Chaque glande et glandule saisit dans le sang, qui lui arrive, les molécules nécessaires à sa fonction, les travaille et se les approprie.

Ainsi, les glandes salivaires et celles de l'estomac,

retirent du sang les éléments nécessaires à la composition de la salive et du fluide gastrique ; — le foie et le pancréas en retirent également ce qui leur est nécessaire pour produire la bile et le suc pancréatique, quatre humeurs absolument indispensables à la digestion des aliments.

D'un autre côté, les *reins*, qu'on pourrait dénommer *glandes dépuratives*, puisque leur fonction est d'expulser, de notre économie, l'urine contenant un principe très-azoté nommé **urée**, et plusieurs sels qui, pour ne point nuire à la santé, doivent être éliminés du corps. — Les glandes *sudoripares* qui, au moyen des sueurs, expulsent un excès de calorique et des sels. — Les glandes *lacrymales* et *nasales* sécrétant les larmes et le mucus. — Les glandes *sébacées* et *vaginales* servant à lubrifier certaines parties du corps. — Les glandes *prolifères* et *ovariques* élaborant les sucs mystérieux qui perpétuent l'espèce humaine. — Les glandes *adipogènes* sécrétant la graisse, dispersées de tous côtés et notamment sous la peau, sous le menton, aux seins, etc., et dans les épiploons, où des amas de graisse s'accumulent et produisent ces ventres obèses, désespoir des constitutions lymphatiques. — Nous ajouterons, en passant, que les sujets prédisposés à l'obésité, qui commettent l'imprudence de se nourrir d'aliments gras et féculents, ne sauraient éviter cette gênante infirmité.

Ce qu'il y a de vraiment admirable dans ce vaste système glandulaire, depuis la plus grosse glande jusqu'à
la plus minime, c'est que toutes ne retirent du sang
artériel que la partie strictement nécessaire à leurs
fonctions spéciales ; on les croirait dirigées par un
instinct !... et dans ces milliers de laboratoires microscopiques, le sang est décomposé, puis transformé
en humeur assimilable ou en humeur excrémentitielle.

Comment s'opèrent ces merveilles ?.... Là est le
secret de la nature que l'homme n'a encore pu découvrir ; le découvrira-t-il un jour ? C'est plus que
douteux.

L'organisation humaine est bornée à cinq sens ;
elle ne saurait dépasser cette limite. — L'enfant qui
naît complétement privé d'un sens sera privé durant
sa vie entière des idées attachées à ce sens ; c'est évident. Ergoter sur ce sujet, c'est perdre son temps :
Avouer l'incompétence humaine en pareille matière,
c'est être sage et faire preuve de bon sens.

Nous concluons : — La vie de tous les êtres, dans
le règne végétal comme dans le règne animal, est la
résultante d'un double mouvement de composition et
de décomposition. D'un côté, assimilation des aliments transformés en sucs nutritifs par la digestion ;
de l'autre côté, rejet des molécules usées, autrement
dit échange de matières.

Notre corps se détruit et se renouvelle incessamment, jusqu'au jour où le renouvellement de la matière cesse ; alors....... la vie s'éteint.

Mais rien ne peut absolument disparaître dans
l'univers ; la plus petite parcelle du corps le plus ténu
ne saurait être anéantie. La vie circule partout dans
l'espace infini ; et tout se transforme : la mort n'est
pas le néant !.... De ce cadavre inerte d'autres vies
vont bientôt éclore..... Telle est la loi immuable de
la nature.

## SECTION I

### RÈGLES HYGIÉNIQUES CONCERNANT LA DIGESTION

La tempérance, dans le boire et le manger, a été
de tout temps, considérée comme le moyen le plus
naturel et le plus efficace pour conserver la santé.
Une vie régulière et sobre est un brevet de longévité.
Partant de ce principe, le nombre des repas, la quantité d'aliments et de boissons doit se régler sur l'âge,
l'appétit et la force digestive de l'estomac. — L'être
qui croît et se développe mange plus souvent que
l'homme fait ; — le campagnard actif, que le citadin
oisif et sédentaire. Dans tous les cas, il doit s'établir
un équilibre proportionnel entre les aliments qui
entrent dans le corps et les excrétions qui en sortent.

La première recommandation à faire est la mastication complète des aliments ; plus ils sont mâchés et
pénétrés de salive, plus il est facile à l'estomac d'en
opérer la digestion.

Manger insuffisamment pour réparer les pertes, ou
trop manger, sont deux extrêmes qu'il faut éviter.
Dans le premier cas, l'organisme souffre et languit ;
dans le second cas, l'estomac surchargé fonctionne
péniblement. Si, au contraire, il digère bien, quoique
surchargé, la quantité de sang augmente et la pléthore est à craindre.

On ne doit manger que pour satisfaire son appétit
et jamais au delà ; mieux vaut sortir de table avec une
légère appétence, que d'en sortir tout à fait rassasié.
— On distingue deux sortes d'appétit : l'appétit de la
*bouche* et celui de l'*estomac*. Le premier est le plus
souvent trompeur ; la langue et le palais en sont le
siége : le fumet d'une viande préférée, les odeurs de
certaines préparations culinaires, chatouillent les
nerfs de l'odorat, excitent les glandes salivaires et
font naître le désir d'en manger, même quand l'estomac est plein. Cet appétit, parfois despotique, entraîne le gourmet et lui fait enfreindre la loi de tempérance ; cette infraction, souvent renouvelée, pourra
lui coûter cher un jour. — L'appétit de l'estomac, au
contraire, est un avertissement que le corps a
besoin de réparer ses pertes ; on doit l'écouter. —

Deux ou trois repas, en vingt-quatre heures, suffisent à l'homme fait et bien portant.

Les mets les plus simples et les moins assaisonnés, sont les plus favorables au maintien de la santé. Quoique la variété des aliments soit préconisée comme nourriture la plus convenable, on a cependant remarqué que les aliments auxquels on est depuis longtemps habitué, se digèrent plus facilement que les aliments nouveaux.

Il est dangereux de changer brusquement de régime alimentaire. La personne habituée au régime animal, ne doit point l'abandonner tout à coup pour passer au régime végétal, et *vice versa*.

Un repas trop copieux qui a causé une digestion longue et pénible, exige qu'on s'abstienne du repas suivant, ou pour le moins qu'on le réduise à fort peu de chose. C'est le moyen le plus rationnel de reposer l'estomac et d'en éloigner les causes morbides.

Ne faire usage que d'aliments de bonne qualité, frais et de digestion facile ; rejeter ceux qui ont subi un commencement d'altération.

Régler, autant que possible, les heures des repas. Attendre que les aliments qu'on a pris soient entièrement digérés, avant de commencer le repas suivant. Il est facile de comprendre que la digestion des aliments restés dans l'estomac serait retardée par la présence des nouveaux.

Il est imprudent de se mettre à table à la suite de grandes fatigues physiques ou morales, produites par des travaux soutenus du corps ou de l'esprit ; même observation pour les passions tristes, les accès de colère, les violents chagrins, les émotions de l'amour-propre, de la vanité blessée, etc... Il y a nécessité d'attendre que le calme se soit un peu rétabli dans le système nerveux vivement impressionné.

On évitera de se livrer au travail de la pensée aussitôt après le repas, ni aux violents exercices du corps, par la raison que l'estomac réclame toutes ses forces nerveuses et musculaires pour opérer la digestion, et que celle-ci en serait privée et languirait si ces forces étaient portées ailleurs. Il est donc d'une sage prudence de laisser un intervalle de 3/4 à une heure entre le repas et la reprise du travail. — La promenade, les distractions agréables, les conversations amusantes et tout ce qui peut égayer l'esprit, sont des plus favorables à la digestion.

Le repas solitaire, je veux dire pris seul, n'est pas aussi favorable à la fonction digestive que les déjeuners et dîners de famille ou de société d'amis. Ces repas sont généralement semés d'entretiens intimes, de propos gais, de nouvelles intéressantes. — Entre les mets ingérés et ceux à venir, il existe des intervalles où l'on cause, où la gaieté prend son essor ; pendant ces moments, la digestion continue sans qu'on s'en aperçoive. De telle sorte, qu'au dessert, lorsqu'on n'a ni trop bu, ni trop mangé, la digestion est presque à sa fin ; bientôt elle s'achève, soit au salon, par des conversations variées, soit dans une promenade, lorsque la saison et le temps le permettent.

*Conclusion.* L'estomac, les intestins et leurs dépendances sont des organes qu'il importe de soigner ; car, fatigués ou malades, ils fonctionnent mal, et, hors les bonnes digestions, on ne doit espérer ni plaisir ni doux repos dans la vie. Soignez-les donc, d'une manière intelligente, donnez-leur des aliments de bonne qualité en quantité suffisante, jamais en trop ; soyez sobres ! et rappelez-vous que les excès ruinent la santé et abrègent la vie.

# CHAPITRE IV

## DES ALIMENTS EN GÉNÉRAL

### ALIMENTATION

Les fonctions diverses de l'organisme humain, nécessitent une constante déperdition de matières solides, liquides et gazeuses, telles que les sécrétions urinaire et transpiratoire, l'exhalation pulmonaire, la salive, les larmes, l'urine, la défécation, etc. Il faut aussi tenir compte des pertes nerveuses, non sensibles, occasionnées par les exercices musculaires, les actes de l'intelligence, et la vie de relation. Toutes ces pertes réunies forment un total considérable ; pour en donner un exemple, il suffira de dire que les pertes par l'exhalation pulmonaire et cutanée, s'élèvent, en 24 heures, à plus d'un kilogramme ; celles par l'urine à un kilogramme 500 grammes également en 24 heures. Il y a donc nécessité absolue de réparer par une alimentation quotidienne les pertes incessantes que fait le sang, pour mettre en mouvement les nombreux rouages du mécanisme humain.

Les trois règnes de la nature offrent largement à l'homme les substances alimentaires dont il a besoin.

Le règne animal lui fournit les viandes des mammifères, la chair des oiseaux et des poissons. — Dans le règne végétal, il trouve une grande variété de plantes herbacées, de fruits, de racines, de tubercules. — Dans le règne minéral, il puise les sels nécessaires à la composition des fluides et des solides de notre économie.

Enfin, l'eau si abondamment répandue sur le globe terrestre, et sans laquelle aucune vie n'est possible, donne au sang la fluidité indispensable à sa circulation.

## SECTION I

### LES ALIMENTS

Toutes les substances animales, végétales et minérales solides ou liquides pouvant s'assimiler à nos organes, — en langage familier, — pouvant nous servir de nourriture, sont des aliments.

La définition physiologique est : Toute substance

identique à l'un ou à plusieurs des principes du sang, ou qui peut être transformée, par la digestion, en un de ces principes, est un **aliment**.

## § 1

### Classification des aliments

Parmi les classifications des physiologistes et chimistes contemporains, nous choisirons la plus simple, que nous croyons être la meilleure.

Les substances alimentaires sont divisées en trois groupes :

ALIMENTS
- Azotés ou *albuminoïdes*.
- Non azotés ou *hydroxycarbonés* (1).
- Salins, composés de sels divers.

## § 2

### Explication de ces noms qualificatifs

#### 1er GROUPE

Le mot **azoté** veut dire que tous les aliments de ce groupe contiennent le principe nommé *azote*. — L'a-

(1) On les nomme aussi *aliments respiratoires*, parce que le carbone qu'ils contiennent est absolument nécessaire à la combustion qui s'opère dans les poumons pendant la respiration.

zote est un gaz qui forme les 4/5$^{es}$ de l'air que nous respirons ; il entre dans la composition de toutes les matières animales et de beaucoup de végétaux.

Le mot **albuminoïde** signifie matière semblable à l'albumine ou blanc d'œuf que tout le monde connaît, et qui en possède toutes les qualités. — Les principes dont se compose l'albumine sont :

L'*azote*, l'*hydrogène*, l'*oxygène*, le *carbone* et le *soufre*. La plupart des matières appartenant à ce premier groupe, accusent des traces de phosphore. — Les sucs nourriciers qui se dirigent sur les muscles pour les développer et entretenir leur vigueur, sont fournis par les aliments *azotés* ou *albuminoïdes*.

### 2$^e$ GROUPE

Les mots *non azotés* et *hydroxycarbonés* indiquent, le premier, l'absence de l'azote dans les substances alimentaires de ce groupe ; le second mot signifie qu'elles contiennent de l'*hydrogène*, de l'*oxygène* et du *carbone*. Ce groupe renferme les aliments *respiratoires* des auteurs. — Les sucs nourriciers provenant de ces aliments, se dirigent sur les tissus cellulaires et graisseux ; c'est pour cela qu'on les nomme souvent **matières adipogènes**, c'est-à-dire formant la graisse.

### 3$^e$ GROUPE

Le mot *salins* appliqué aux aliments du troisième

groupe, comprend tous les sels que l'analyse chimique a découverts dans le sang et les divers tissus du corps. Ces sels sont aussi nécessaires à la formation et à l'entretien de nos organes que les aliments des deux groupes précédents ; — en voici les noms :

Chlorures de soude et de potasse,
Oléates et margarates de soude,
Carbonate, phosphate, chlorhydrate et lactate de soude,
Carbonate et phosphate de magnésie,
Carbonate et phosphate de chaux,
Sulfate de potasse,
Chlorhydrate d'ammoniaque,
Phosphate de fer.

Il est donc nécessaire que tous ces sels ou les principes de ces sels existent dans nos aliments et boissons, pour qu'on puisse les retrouver dans le sang.

## SECTION II

### DÉFINITION DES SELS

Nous pensons qu'une courte digression, sur la formation des sels, ne sera pas inutile pour ceux de nos lecteurs, étrangers à la chimie, qui désirent s'éclairer.

On a donné le nom de *sel*, en chimie, au corps formé par la réaction d'un acide sur un oxyde, —

en d'autres termes : — la combinaison qui résulte de l'union d'un acide et d'une base, donne un produit qu'on nomme *sel*.

Le nombre des sels est considérable; nous ne nous occuperons que des *oxysels*, résultats d'une base unie à l'oxygène, qui se rattachent à notre sujet.

Les **sels** et **oxysels** se composent d'une base et d'un acide. — La base est formée par un métal et un peu d'oxygène; — l'acide provient d'un corps non métallique et de beaucoup d'oxygène. D'où l'on peut conclure qu'en général, les *bases* sont des alcalis ayant un goût salé plus ou moins caustique, comme la chaux, la potasse, etc. Les **acides** ont un goût aigre plus ou moins caustique comme l'acide sulfurique, l'acide acétique, etc.

Dans les mélanges de base et d'acide, lorsque la quantité de base prédomine, on nomme ce mélange *sel basique* ou *sous-sel;* — si c'est l'acide qui prédomine, il prend le nom de *sur-sel*; — lorsque la base et l'acide ont une égale puissance, le mélange est dit : *sel neutre*.

Les bases des sels contenus dans nos aliments sont formées par le potassium, le sodium, le calcium, le magnésium et le fer, ces corps simples unis à l'oxygène se tranforment en potasse — soude — chaux — magnésie — et en oxyde de fer ; lequel, au contact de l'eau, produit la rouille.

Les corps non métalliques en combinaison dans nos aliments sont : le *fluor*, le *chlore*, le *phosphore*, le *soufre*, l'*oxygène*, le *carbone* et l'*azote*.

Ces corps non métalliques, se combinent également avec certains métaux pour former des sels. Ainsi, la combinaison du *chlore* et du *sodium* produit le *chlorure de soude* ou sel de cuisine. — Celle du chlore et du potassium produit le *chlorure de potasse*, sel ayant beaucoup d'analogie avec le précédent. — Le phosphore, combiné à une quantité d'oxygène déterminée, donne l'*acide phosphorique* et cet acide étant uni à la chaux produit le *phosphate calcique* des os. — L'effervescence gazeuze du vin de champagne est due à la combinaison du *carbone* et de l'*oxygène*, avec dégagement d'acide carbonique.

Les sels alcalins contenus dans nos aliments, sont toujours combinés avec les trois acides : *sulfurique* — *carbonique* — et *phosphorique*. — Leur combinaison avec l'acide carbonique donne, parfois, des *sursels;* avec l'acide phosphorique des *sous-sels;* — et avec l'acide sulfurique elle produit toujours des *sels neutres*.

Nous avons abrégé autant que possible cette digression sur les sels que renferment les substances alimentaires, et dont la présence dans nos organes affirme la nécessité. Quoique très-imparfait, ce résumé rapide, s'il est bien compris de nos lecteurs, pourra être mis à profit dans une foule de circonstances.

## SECTION III

### ALIMENTS AZOTÉS OU ALBUMINOIDES

#### LES VIANDES, LEURS PRINCIPES CHIMIQUES

Les viandes, en général, celle du bœuf en particulier, contiennent les principes alimentaires des trois groupes de notre classification : — *albumine* — *corps gras* — *et sels*.

1° La partie albumineuse de la viande se décompose en *albumine* proprement dite et *fibrine*. — l'albumine sert à remplir les intervalles des parties solides ; on la considère comme la principale substance des sucs nutritifs. — La fibrine se dirige sur les muscles dont elle forme les fibres.

2° Le *corps gras* ou la graisse et l'*acide lactique*, sont les principes non azotés de la chair. — La graisse contient de l'*oléine* et de la *stéarine ;* elle doit sa solidité à cette dernière.

3° Les chlorures de soude et de potasse, le carbonate et le phosphate de potasse, sont des sels particuliers aux viandes. Les phosphates de soude, de magnésie et de chaux, d'oxyde de fer, se rencontrent, aussi, en qualité appréciable dans les viandes.

Le sang contient dix-sept fois plus de soude que de potasse ; — dans les muscles, c'est-à-dire dans la viande, il y a trois fois moins de potasse que de soude. La couleur rouge de la chair est due à l'*hématosine* du sang, provenant du fer.

L'eau entre pour les 3/4 dans la viande, c'est-à-dire que dans 100 grammes de viande il y a 75 grammes d'eau.

La chair ou viande des animaux comestibles se place en tête des aliments azotés. — Viennent après les légumineuses sèches, les céréales et autres plantes qui n'offrent que de faibles quantités d'azote.

Toutes les viandes ne sont point digestives et nutritives au même degré. Les unes sont tendres, tandis que les autres sont dures, coriaces ; — celles-ci sont molles, gélatineuses; — celles-là grasses ou huileuses — il en est qui sont maigres, à fibres allongées, tendineuses et très-difficiles à digérer. Les qualités digestives et nutritives des viandes dépendent de plusieurs conditions : d'abord, l'espèce, l'âge et le climat; ensuite le genre de nourriture, et, pour la *tendreté*, certaines parties du corps de l'animal. (Voyez notre *Hygiène alimentaire* où sont décrits tous les morceaux de l'animal, d'après l'art du **Boucher**

**parisien** et leur emploi pour telle ou telle préparation culinaire.)

La chair des animaux carnivores diffère de celle des herbivores. — La même différence existe entre les animaux sauvages et ceux réduits en domesticité, quoique appartenant à la même espèce. — Exemple : le bœuf, le mouton comparés au buffle, au bison, au chevreuil ; — le porc au sanglier, etc., offrent des différences bien accusées à l'odorat, au goût et sous les dents.

## § 3

### Distinction des viandes

#### SOUS LE RAPPORT DE LA COULEUR ET DES SUCS

La viande emprunte sa couleur aux innombrables vaisseaux sanguins qui la traversent en tous sens. — Certaines espèces d'animaux ont une chair plus ou moins rouge ; d'autres, rouge-foncé ; d'autres enfin, verdâtre ou presque blanche.

## § 4

### 1re Série. — Viandes rouges

Comme type des viandes rouges et de leur composition chimique, nous choisirons l'analyse de la viande du bœuf faite par plusieurs chimistes contemporains, avec des résultats à peu près analogues :

Fibrine
Albumine
Caséine
Hématosine
} Matières azotées

Graisse
Acide lactique
} Matières non azotées

Phosphate et cholure de potasse
Phosphate de soude et de magnésie
Phosphate de chaux
Oxyde de fer
Eau 75 0/0
} Sels

Cette série comprend le bœuf, le mouton, le jeune chevreuil, le porc de douze à quinze mois, etc ; — les pigeons, perdrix, etc.; — les poissons à chair rose : tels que saumon, alose, thon, homard, etc.

Ainsi qu'on vient de le voir, les viandes, et celle du bœuf en particulier, contiennent les trois groupes : *albumine, graisse* et *sels*, qui représentent notre sang et peuvent suffire à sa formation. Mais l'homme, par son organisation physique, n'étant point un pur carnivore, le régime alimentaire exclusivement animal ne saurait convenir à l'entretien parfait de sa santé ; il a besoin d'une nourriture mixte, c'est-à-dire animale et végétale.

La fibrine, contenue dans la viande, sert à former les fibres musculaires ; — l'albumine, beaucoup plus abondante, sert à remplir les intervalles des parties solides, au moyen du tissu cellulaire.

La **graisse**, matière non azotée, se compose d'*oléine*, de *margarine* et de *stéarine*; c'est à ce dernier principe qu'est due la densité plus grande de la graisse de mouton.

**L'acide lactique** remplirait le rôle de dissolvant, et tiendrait en dissolution les sels divers contenus dans les viandes.

Les viandes rouges se distinguent des blanches par la quantité de fibrine et d'albumine qu'elles contiennent; moins excitantes que les viandes de couleur foncée, elles sont très-nutritives et conviennent à tous les tempéraments.

Voyez, pour les diverses préparations culinaires des viandes et les ressources qu'on peut en tirer, notre ouvrage intitulé : *Hygiène alimentaire*.

## § 5

### 2ᵉ *Série.* — Viande rouge-brun

Désignées, dans beaucoup d'ouvrages, sous le nom de *viandes noires*, les viandes de cette série sont très-animalisées; elles recèlent à un haut degré le principe aromatique nommé *osmazone* qui rend leur digestion plus facile en stimulant les nerfs de l'estomac. Mais l'excitation qu'elles produisent fatiguerait le canal digestif, si l'on en faisait abus, et donnerait lieu à des irritations qui dégénéreraient bientôt en maladies inflammatoires.

Les quadrupèdes qui fournissent la chair rouge-brun ou noire sont : le lièvre, le chevreuil, le cerf, le sanglier, le vieux mouton, ajoutons celle du cheval, dont l'usage s'est popularisé depuis le siége de Paris, en 1870, et qui aujourd'hui encore rend d'éminents services à la classe pauvre; mais cette viande ne fait que de mauvais bouillon.

Parmi les oiseaux : les pigeons ramiers, les tourterelles, les vanneaux, le genre passereaux dits becfins ; — les oiseaux de rivages et de marais : bécasses, bécassines, pluviers, sarcelles, poules d'eau, oies, canards et surtout les sauvages.

Ces viandes, dont quelques-unes sont lourdes, conviennent aux personnes, qui, par leur état, font beaucoup d'exercice physique et dont l'estomac est robuste ; elles conviennent également aux constitutions lymphatiques. — Les tempéraments bilieux et pléthoriques doivent en être très-sobres.

## § 6

### 3ᵉ Série. — Viandes blanches

En général, la chair des jeunes animaux, pauvre en fibrine, riche, au contraire, en albumine soluble et en gélatine, appartient à cette troisième série. Cet excès des principes albumino-gélatineux donne la raison pourquoi les jus de veau, d'agneau, de jeunes poulets, etc., se prennent plus vite en gelée que les jus de bœuf et de mouton : toute gélatine liquéfiée par la chaleur se prend en gelée par le refroidissement.

Veaux, agneaux, chevreaux, lapins, jeunes perdrix et faisans, cailles, râles, grenouilles et la plupart des poissons, hormis ceux à fibres rouges et orangées, composent la série des viandes blanches.

Ces viandes sont moins nourrissantes que celles des deux premières séries, et donnent moins d'énergie, moins de forces à ceux qui en font usage. Elles conviennent particulièrement aux estomacs débiles, aux convalescents, aux femmes nerveuses et délicates et à tous ceux dont l'excessive irritabilité exige une alimentation douce et facile à digérer.

## § 7

### Des viscères des animaux

La cervelle, le foie, la rate, les reins ou rognons, les ris de veau, les intestins ou boyaux (tripes), contiennent de l'albumine soluble, mais beaucoup plus de gélatine; les cervelles et le foie se font remarquer par leur richesse en graisse phosphorée; le ris de

veau est pauvre en graisse, mais il fournit beaucoup
de gélatine qui se transforme facilement en albumine.

La valeur nutritive des viscères est inférieure à
celle des viandes; à poids égal ils nourrissent deux
fois moins.

*Nota*. — Pour la conservation des aliments et le
diverses préparations culinaires des viandes, voyez
notre *Hygiène alimentaire*, deuxième édition.

## SECTION IV

### RÉSUMÉ DES TROIS SÉRIES DE VIANDES COMESTIBLES

AVEC INDICATION DE LEUR VALEUR NUTRITIVE ET DIGESTIVE.

**Le bœuf.** — Sa viande est une des meilleures et
des plus en usage chez les nations européennes. Une
longue expérience passée en habitude, a prouvé que
cette viande rôtie ou cuite à l'étuvée se digérait facilement et produisait un très-bon chyle propre à res-
taurer les organes et à accroître la force musculaire.

Certaines parties du bœuf, la *tranche*, la *culotte* et
mieux le *gîte à la noix*, étant bouillis convenablement,
à petit feu, donnent un excellent bouillon, sapide et
restaurant. La manière de *gouverner* le *pot-au-feu*
n'est pas indifférente, si l'on veut obtenir un bouillon qui tienne en dissolution les principes nutritifs

de la viande, qui sont : — l'albumine, la fibrine des muscles, la gélatine, la créatine et les sels divers ; la graisse fondue par l'ébullition, mais qui n'a pu être dissoute, surnage et forme ce qu'on nomme vulgairement les *yeux du bouillon.*

La viande d'un pot-au-feu ainsi préparé, a beaucoup perdu de sa valeur nutritive ; néanmoins, pour l'utiliser, l'art culinaire l'accommode, l'assaisonne de façon à en faire un plat d'une odeur et d'un goût agréables très-apprécié des ménagères.

Le **mouton** vient après le bœuf ; il doit avoir cinq ou six ans pour que sa viande ait acquis toutes les qualités digestives et nutritives. — Les côtelettes et les gigots de moutons nourris sur les montagnes couvertes d'herbes aromatiques, ou dans les pâturages secs de certaines contrées maritimes, sont réputés les meilleurs. La valeur nutritive de la viande de mouton est égale, sinon supérieure, à celle du bœuf. La graisse du mouton doit être rejetée comme indigeste, à cause de la grande quantité de *stéarine* (suif) qu'elle renferme, et qui lui donne une densité que n'ont point les autres graisses.

Le **veau.** — De même que tous les animaux, dans les premiers mois de leur naissance, le veau offre desmuscles peu consistants et entourés d'un tissu cellulaire abondant ; il se trouve dans la série des viandes blanches et gélatineuses. Sa viande rôtie ou étuvée, à l'âge de trois à quatre mois, donne un jus délicieux; prise en petite quantité, elle se digère facilement. Moins nutritive que celle du bœuf et du mouton, elle convient aux estomacs délicats, aux hommes d'étude, aux personnes sédentaires. La viande de veau appartient à l'alimentation douce et rafraîchissante.

**L'agneau. — Le chevreau.** — Même observation et même conclusion que pour le veau. Les chairs de ces deux quadrupèdes sont encore plus gélatineuses et beaucoup moins nutritives. — Ce n'est que vers l'âge de cinq à six mois qu'on peut les manger; et de loin en loin seulement, car leur fréquent usage débiliterait l'estomac et relâcherait la membrane muqueuse intestinale.

**Le porc** ou COCHON. — La consommation de sa viande et surtout de sa graisse ou *panne*, est au moins aussi considérable que celle du bœuf et du mouton; quoique moins riche en albumine que ces deux dernières, elle nourrit bien; mais sa digestion, rendue laborieuse par son excès de graisse, exige un estomac robuste, une activité physique soutenue pour parfaire le travail qui la transforme en sucs nutritifs. — Le lard frais et salé, le saindoux et les jambons sont une des grandes ressources non-seulement pour la classe des travailleurs, mais encore pour l'art culinaire qui ne saurait s'en passer. Ainsi donc, ce pachyderme est, pour l'homme, d'une incontestable utilité.

Le **sanglier** partage avec le porc les mêmes avantages et les mêmes inconvénients : sa viande est plus dure, plus indigeste, elle exige des condiments épicés pour stimuler les forces de l'estomac. On prétend que sa hure est un morceau délicieux... De là lui vient sa renommée.

Le **cochon** DE LAIT et le *marcassin* ont beaucoup d'analogie dans le premier mois de leur naissance. — La viande du premier est gélatineuse, gluante, indigeste ; — celle du second possède, au dire des amateurs, un fumet qui en facilite la digestion.

Le **cerf,** le **faon,** le **chevreuil** et autres quadrupèdes du même genre, vivant dans les bois et sur les montagnes, ne sont bons à manger que pendant la première année de leur naissance. Plus tard leur viande durcit, devient coriace, et demande à être marinée ou faisandée pour qu'on puisse la digérer. Mais ces viandes étant plus rares que celles de boucherie, elles trouvent des amateurs qui en font grand cas, lorsque, toutefois, leur mortification approche de la putréfaction. Malgré l'éloge qu'en font ces amateurs, nous croyons que la viande corrompue, non-seulement blesse l'odorat, mais qu'elle peut encore fatiguer, irriter le canal digestif, et ne fournir qu'un chyle de mauvaise qualité. L'hygiène recommande de ne faire usage de ces viandes que dans leur première jeunesse, si l'on veut éviter les digestions laborieuses et les irritations intestinales. — Les personnes sédentaires, les estomacs délicats se trouveront bien de suivre ce conseil.

Le **lièvre** est un excellent manger ; sa chair très-azotée possède un fumet agréable ; elle est, à la fois, savoureuse et nutritive ; mais, à la condition qu'on ne la laisse pas trop mortifier ainsi que le prétendent quelques amateurs irréfléchis : car, alors, elle irriterait l'estomac.

Le **lapin** *de garenne* est un fort bon manger, de digestion facile et possédant aussi un fumet agréable que n'a point le lapin *domestique*, dont la chair blanche et gélatineuse a besoin d'assaisonnements stimulants pour être bien digérée. Les lapins nourris de choux, sont indigestes ; ceux qu'on nourrit avec des céréales et des herbes aromatiques se digèrent mieux.

## SECTION V

### DES VOLAILLES ET DES OISEAUX

#### OU MENU GIBIER

Le nom de volaille est donné aux oiseaux domestiques élevés dans les basses-cours. — Le nom de gibier (menu) désigne les oiseaux qui vivent à l'état libre.

Les jeunes volailles sont toujours tendres et, selon l'espèce, ont un arome et une saveur qui leur est propre. Même observation pour le menu gibier.

**Poule, poulet.** — La jeune poule, qui n'a pas encore pondu, peut se manger rôtie, puisqu'elle a la chair tendre ; mais, c'est au poulet dodu qu'on donne la préférence. Leur chair, à volume égal, nourrit autant et même plus que la viande de bœuf, parce qu'elle contient moins d'eau que cette dernière. La jeune poule et le poulet se digèrent également bien ; ils conviennent aux personnes délicates, sédentaires. aux estomacs nerveux et fatigués, en raison de ce que la réduction, en chyme, de leur chair n'exige pas autant de travail de l'estomac que les viandes moins tendres.

La **poularde** est une poule qui n'a point pondu, qu'on élève et qu'on nourrit d'une manière spéciale. La poularde est aussi très-tendre, mais moins digestive que le poulet, à cause de son excès de graisse.

Le **chapon** est un poulet émasculé ; il passe pour être d'une digestion plus facile que la poularde, et donner des sucs nutritifs plus abondants : c'est cette qualité qui le fait recommander aux convalescents débiles.

**Dinde**, femelle du *dindon ;* sa chair est plus tendre que celle du mâle à toutes les époques de sa vie. La jeune dinde, quoique ayant la fibre plus serrée que celle de la poularde, se digère assez facilement, et nourrit bien. Le *dindonneau* participe de sa mère pour la délicatesse de sa chair.

**L'oie** est un aliment substantiel pour les estomacs qui la digèrent bien, sa chair imprégnée de graisse est longue à se chymifier; elle ne convient nullement aux personnes sédentaires ou délicates qui, par prudence, doivent s'en abstenir, ou bien, comme dit le proverbe : *ne faire qu'y goûter.*

En revanche, la graisse d'oie est excellente comme assaisonnement et pour friture; elle remplace l'huile avec avantage.

Le **canard** *domestique* qui nage dans les eaux courantes est bien supérieur à celui qui barbotte dans les eaux stagnantes. — Le *canard sauvage* est beaucoup plus estimé, on fait grand cas de sa poitrine charnue. Malgré les éloges que lui donnent les amateurs, il faut dire que sa chair, de même que celle de tous les palmipèdes, est lourde, indigeste pour les estomacs faibles, et ne convient qu'aux personnes robustes, menant une vie active.

La **pintade** appartient au genre des gallinacés; sa chair est blanche comme celle du poulet, tendre et digestive pendant sa jeunesse, sèche et dure en vieillissant. Le naturel querelleur des pintades s'oppose à leur multiplication dans les basses-cours.

# SECTION VI

## LE GIBIER A PLUMES *(Oiseaux)*

Les oiseaux *de terre*, reconnus comestibles, sont généralement faciles à digérer; la forte proportion d'azote, que renferme leur chair, est un stimulant qui favorise la dissolution de ses fibres dans le suc gastrique. Les oiseaux de mer ont, au contraire, une chair huileuse, indigeste et de mauvais goût; la cuisine française ne les admet point dans ses préparations.

La **perdrix** — le **perdreau**. — La jeune perdrix, de même que le perdreau, sont estimés des gourmets. Leur chair tendre, savoureuse, parfumée est à la fois stimulante, nourrissante et propre à relever les forces épuisées. On les donne rôtis ou à l'étuvée aux convalescents. Les vingt préparations auxquelles l'art culinaire les soumet s'adressent aux personnes bien portantes.

Le **faisan**. — Quoique appartenant à l'ordre des gallinacés, nous le plaçons dans la série du gibier à plumes, et cela, parce que sa chair ne parvient à son degré de perfection qu'à l'état de liberté. Le faisan mâle se nomme *coq*, la femelle *poule*. La chair du mâle est délicate, sapide, nourrissante ; celle de la jeune femelle possède à peu près les mêmes qualités. La chair du faisandeau est encore plus tendre, mais moins savoureuse.

Le rôtissage, l'étuvage et le braisage sont les modes de préparation les plus usités.

Le mot *faisander*, devenu générique pour toutes les viandes fermes, indique assez qu'il est nécessaire de n'apprêter le faisan qu'après une mortification convenable. C'est pourquoi nous conseillons aux estomacs nerveux d'en être sobres.

La **caille** est un oiseau de passage très-estimé. Grasse à point et rôtie, elle constitue un mets aussi délicat que bienfaisant, dont il ne faut point abuser ; surtout lorsqu'elle se trouve surchargée de graisse, parce qu'alors elle est indigeste.

**Bécasse,** — *Bécassine*, oiseaux de passage de l'ordre des échassiers. — Leur chair, très-estimée des amateurs, est stimulante, sapide et nourrissante. Ainsi que la perdrix passe pour la reine des plaines, de même, la bécasse est la reine des marais. Mais, à l'instar du faisan, sa chair exige un commencement de mortification pour l'attendrir. —Les convalescents et les estomacs faibles doivent s'en abstenir.

Le **vanneau,** de l'ordre des échassiers, est d'une forme élégante ; il porte une petite aigrette noire sur le haut de la tête, et son cou offre des nuances d'un vert irisé. Sa chair est ordinairement maigre et de peu de valeur, les œufs, quoique petits, sont au contraire très-estimés. Dans la Pologne et en Hollande, ils servent à l'alimentation; on les préfère aux œufs de poule.

**Pigeon** — *Bizet, Ramiers, Colombes,* etc. — La famille des pigeons est d'une grande ressource pour l'alimentation de l'homme, et par le nombre et par la variété des espèces. La chair du pigeon est savoureuse, excellente, très-nutritive, en raison de la forte proportion d'albumine qu'elle contient. Elle n'est nullement échauffante ainsi qu'on le répète, d'après un vieux préjugé. Sa chair noire, à fibres serrées, stimule légèrement l'estomac, se digère avec facilité, relève les forces du convalescent, et fortifie les tempéraments faibles et délicats. — Le pigeon le plus tendre comme aussi le plus estimé est le pigeon dit de *volière*. Il peut s'apprêter de vingt façons différentes; la meilleure, celle qui fournit le plus de chyle, est de le faire rôtir dans son jus.

L'ordre des *Passereaux* comprend plusieurs familles dont la chair brune est très-azotée, et par conséquent stimulante, digestive et nutritive. Parmi les nombreux oiseaux qui les composent, on cite en première ligne: l'alouette, la grive, le merle, le cul-blanc, la bergeronnette, le rouge-gorge, les patte-noires, et une foule

d'autres petits oiseaux qu'il serait trop long d'énumérer ; mais, nous nous garderons d'oublier le *becfi-
gue* et l'*ortolan*, deux oiseaux de passage, à graisse
parfumée, d'un goût exquis, dont la renommée est
devenue proverbiale.

# CHAPITRE V

## LES POISSONS

La mer, les fleuves, les rivières, les lacs et les étangs fournissent en abondance à l'homme d'innombrables espèces de poissons qui concourent largement à sa nourriture. Les contrées maritimes en font une grande consommation; il existe même des peuples qui se nourrissent exclusivement de poissons, et auxquels le surnom d'ichtyophages a été donné. Le lecteur pourra se faire une idée de l'incroyable consommation qu'il se fait, chaque année, de certains poissons dont la prodigieuse fécondité peuple les mers, par le relevé suivant :

La pêche de la morue et du hareng faite par la Hollande et l'Angleterre, sans parler des autres nations, occupe chaque année :

La première, 4,000 navires ou bateaux et 50,000 hommes.

La deuxième, 10,000 bâtiments et 100,000 hommes.

Le résultat de cette pêche, pour la Hollande est :

200,000 barriques de poissons salés ; pour l'Angleterre : 380,000 barriques !...

Si, à ces chiffres on ajoutait ceux des pêches faites par les autres nations et peuplades du globe, le chiffre total paraîtrait *fabuleux !*

Au point de vue de l'alimentation, on distingue les poissons, en poissons de mer et poissons d'eau douce.

Les poissons de mer sont plus nourrissants que leurs semblables d'eau douce, mais nourrissent moins que la viande des animaux terrestres.

Les poissons de mer pêchés au large l'emportent en qualité sur les poissons des rivages.

Les poissons des rivières rapides, à lit de sable ou de cailloux, sont de beaucoup supérieurs, en qualité, aux poissons des eaux stagnantes et vaseuses. La chair de ces derniers, imprégnée d'un goût de vase, telle que les carpes des étangs, est malsaine ; il est prudent de s'en abstenir.

La chair des poissons femelles serait plus délicate que celle des mâles ?... ces derniers seraient recherchés pour leur laitance.

La plupart des poissons que l'on mange dans notre pays, à l'exception de quelques-uns à chair dure et huileuse, sont de digestion facile et peuvent être conseillés, à l'état frais, aux estomacs nerveux et aux convalescents. Les poissons salés ne conviennent qu'aux estomacs robustes.

La chair de poisson est très-pauvre en fibrine, mais assez riche en albumine soluble, circonstance qui doit la rendre facile à digérer. Lorsque le poisson est gras, sa digestion devient plus difficile à cause d'une petite quantité de phosphore contenue dans sa graisse, qui est peu soluble dans le suc gastrique. — C'est à cette graisse phosphorée des poissons, réputée aphrodisiaque, qu'on attribue la fécondité aux habitants des contrées maritimes ; mais cette assertion est loin d'être physiologiquement démontrée.

La mer, les fleuves et les rivières ne se bornent pas à nous prodiguer des poissons de toute espèce, ils nous fournissent encore les animaux crustacés : — hermites, — langoustes, — homards, — écrevisses, — crevettes, etc. — Les diverses tortues dont le bouillon et les œufs sont estimés. — La famille des mollusques produit une longue série de coquillages, en tête desquels se place l'*huître* et la *moule*, dont la consommation est énorme.

La description de chaque poisson de mer et d'eau douce, la manière de les apprêter, accompagnée de leur digestion et des sucs nutritifs qu'ils produisent, se trouvent consignées dans notre *Hygiène alimentaire*; nous nous bornons ici à donner les noms des poissons les plus en usage dans la cuisine française.

## § I

### Poissons de mer

Alose, — anchois, — anguilles, — cabillaud, — crevettes, — dorade, — éperlan, — églefin, — esturgeon, — hareng, — limande, — maquereau, — merlan, — morue, — mulet, — raie, — rouget, — sardines, — saumon, — sole, — thon, — turbot.

Plusieurs de ces poissons quittent la mer, et remontent les fleuves à une époque de l'année, ordinairement au printemps, tels que, par exemple, l'alose, l'esturgeon, le saumon, etc.

## § II

### Poissons d'eau douce

Ablette, — anguille, — barbeau, — brême, — brochet, — carpe, — chevenne, — goujon, — lamproie, — lotte, — meunier, — perche, — tanche, — truite, — etc.

### Crustacés-mollusques

Crabes, — crevettes, — écrevisses, — homards, —

huîtres, — langoustes, — moules, — salicoques, —
tortues, — etc.

Le genre mollusque fournit à l'homme une nourriture variée. Quelques peuplades s'en nourrissent
presque exclusivement à certaines époques de l'année.

Ce court aperçu des poissons comestibles, chez les
peuples civilisés, n'implique point l'exclusion de
beaucoup d'autres poissons, que la cuisine française
rejette comme durs, coriaces, de goût mauvais et re-
poussant. Il est des pays malheureux où, faute de
mieux, on mange le requin, le phoque huileux et
jusqu'à la masse noueuse du poulpe et glaireuse du
polype.

# CHAPITRE VI

## LES ŒUFS

L'œuf est le produit des organes de la génération, chez les femelles ovipares : oiseaux, reptiles, poissons, insectes, etc.

L'œuf des oiseaux possède toujours une enveloppe calcaire (coquille), plus ou moins épaisse, blanche, ou diversement colorée et pointillée selon les espèces.

L'œuf est composé de deux parties bien distinctes, le blanc et le jaune. Le nom scientifique du blanc est *albumine*, celui du jaune *vitellus*.

Les œufs dont l'usage est le plus général sont : les œufs de poule d'abord ; puis ceux de canard, d'oie et de dinde ; viennent ensuite les œufs de faisan, de pintade, de paon, et de divers autres oiseaux, rarement employés.

L'aliment le plus nutritif, après la viande, est, sans

contredit, l'œuf; sa composition chimique en donne la raison, la voici :

### BLANC D'ŒUF

Albumine, principe azoté identique à l'albumine de la viande.
Chlorures de soude et de potasse.
Sulfates et carbonates alcalins.
Acide lactique.
Sucre.
Eau, 85 parties sur 100.

### JAUNE D'ŒUF

Albumine ⎫
Vitelline ⎬ Substances azotées
Fibrine ⎭

Oléine ⎫
Margarine ⎬ Substance carbonées.

Ammoniaque.
Matière grasse azotée et sulfurées.
Sels divers.

La composition chimique des œufs étant à peu près la même que celle de la viande, ils doivent nécessairement nourrir autant que cette dernière, à quantité égale; c'est en effet ce qui a lieu. — De plus, les œufs partagent, avec le lait, la qualification d'aliment complet.

Un aliment est dit complet lorsqu'il se compose de matières albuminoïdes, de graisse et de sels divers contenus dans le sang; ou en langue chimique, lorsque l'analyse y trouve les principes suivants : azote,

— hydrogène, — oxygène, — carbone, — soufre, — phosphore, — et les sels du sang. Or, l'œuf remplit ces conditions ; donc, il est un aliment complet.

Nous ferons observer que, pour mériter la qualification d'*aliment complet*, le blanc d'œuf doit être à l'état *laiteux ;* car le blanc d'œuf coagulé (durci), ne se dissolvant que très-difficilement dans le suc gastrique, et en très-petite quantité, devient alors impropre à la nutrition.

Mais, ce que nous venons de dire des éminentes qualités nutritives des œufs, n'implique pas qu'on doive s'en nourrir exclusivement. Bien au contraire, une alimentation, composée de plusieurs aliments différents, est préférable, sinon nécessaire. Ainsi, comme type d'une nourriture ne laissant rien à désirer, on peut proposer l'exemple suivant d'un déjeuner composé de :

Une cotelette de mouton
ou un biftek
Deux œufs sur le plat
ou à la coque
Un plat sucré
ou un fruit de saison.

Pour le dîner :

Un potage
Un plat de viande
Un plat de légumes
Un mets sucré, ou un dessert.

et pour boisson :

Eau pure — vin — ou bière — ou cidre selon la contrée et le goût du consommateur.

En adoptant ce régime, on éviterait les fatigues de l'estomac, les digestions laborieuses, les indigestions, etc.

## SECTION I

### APPRÉCIATION DES ŒUFS

Un œuf moyen et frais pèse 60 grammes, et ces 60 grammes se décomposent ainsi :

```
Coquille. . . . . . . . . . . . . .  6
Blanc ou albumine . . . . . . . . 36
Jaune ou vitellus. . . . . . . . . 18
                                   ──
                                   60
```

La coquille d'œuf est composée d'une matière calcaire poreuse, à travers laquelle l'eau contenue dans le blanc d'œuf s'évapore, à partir du moment où l'œuf a été pondu. Cette évaporation de l'eau est évaluée à 3 ou 4 centigrammes par jour, selon la température du lieu ; un œuf pondu depuis dix jours pèsera 35 à 40 centigrammes de moins puisqu'il les aura perdus par l'évaporation. Un petit vide se sera formé dans son intérieur, et, quelques jours plus tard, si on le secoue, on sent la masse de l'œuf qui se déplace et ballotte dans la main qui l'agite. Ce ballottement est le plus sûr indice, la preuve irrécusable que l'œuf n'est point frais. On peut encore, pour vérifier et

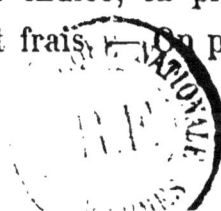

distinguer les œufs anciens des nouveaux, les plonger dans un vase d'eau. Les œufs frais, étant plus lourds, descendront au fond, les œufs de quinze à vingt jours surnageront.

Le *mirage* (mot employé par les marchands d'œufs en gros), qui consiste à regarder à travers l'œuf, placé devant une lumière, ne fait nullement connaître leur état de fraîcheur; car, parmi les œufs *mirés*, la plupart ballottent lorsqu'on les secoue, et nous venons de dire que le ballottement annonçait un vide causé par l'évaporation de l'eau contenue dans l'albumine.

## § 1

### Altération. — Putréfaction des œufs

C'est toujours à l'introduction de l'air par les pores de la coquille, souvent par une fêlure imperceptible que les œufs se gâtent. L'altération fait des progrès d'autant plus [rapides que l'accès de l'air est plus facile. Voici comment la putréfaction a lieu : — le soufre, contenu dans le jaune, se combine à l'hydrogène de l'eau, du blanc d'œuf; — l'oxygène de l'air, qui s'est introduit par les pores de la coquille, devient ferment, et, peu de temps après, la fermentation putride se déclare. C'est au gaz hydrogène sulfuré ou acide sulfhydrique qu'est due l'odeur infecte de l'œuf pourri.

## § 2

### Conservation des œufs

L'introduction de l'air atmosphérique dans l'intérieur de l'œuf, étant la seule cause de son altération, le moyen le plus simple de le conserver est d'empêcher l'air d'y entrer ; or, voici les moyens mis en usage.

On choisit les œufs du jour, s'il est possible ; on les enduit soit avec une solution de gomme épaisse, soit avec du collodion ; soit encore avec une solution sirupeuse de gélatine. Ces trois moyens ont pour but de rendre l'œuf imperméable à l'air.

Un autre procédé, moins coûteux et généralement employé, est l'immersion des œufs dans une eau saturée de chaux. Les terrines contenant cette eau doivent être gardées à la cave ou dans un endroit frais, et l'on en retire les œufs au fur et à mesure des besoins. Ce procédé atteint fort bien le but proposé, celui de s'opposer à l'évaporation. La coquille se recouvre uniformément d'une couche mince de chaux qui met obstacle à l'accès de l'air par les pores de la coquille.

On a aussi recommandé d'ébouillanter les œufs, juste au degré où le blanc devient laiteux ; on les enfonce ensuite dans un mélange de sable fin et de sciure de bois, à une profondeur de quelques centimètres. On pourrait les conserver ainsi pendant deux mois.

---

# CHAPITRE VII

## LE LAIT

Nous plaçons le **lait** à la suite des œufs, parce qu'il est, comme eux, un *aliment complet*. Le mot *complet* ne doit point se prendre dans son acception *absolue*, puisqu'il est reconnu que, passé la première enfance, l'être humain ne peut vivre d'un seul et unique aliment, n'étant ni carnivore, ni herbivore exclusivement. Sa nourriture doit être mixte, c'est-à-dire empruntée au règne végétal et au règne animal. — Nous lui avons donné l'épithète de complet parce qu'il contient les matières azotées, les graisses, le sucre et les sels des trois séries d'aliments de la classification exposée plus haut.

Le lait est un liquide blanc, opaque, d'une odeur qui lui est propre et d'une saveur légèrement sucrée. Son opacité a pour cause une infinité de petits glo-

6.

bules graisseux microscopiques, en suspension dans le liquide et enveloppés d'une membrane de nature caséeuse. Fraîchement trait il est alcalin; il devient acide au contact prolongé de l'air.

Abandonné à lui-même, le lait se sépare en deux couches, l'une supérieure formée des plus gros globules de la substance butyreuse : c'est la *crème ;* l'autre inférieure est d'un blanc mat retenant une notable portion de substance butyreuse; c'est le lait *écrémé.*

Voici l'analyse comparée de quatre sortes de lait :

| MATIÈRE contenue dans le lait | VACHE | ANESSE | CHÈVRE | FEMME |
|---|---|---|---|---|
| Beurre (*butyrum*) | 4,0 | 1,4 | 4,5 | 2,6 |
| Fromage (*caséum*) | 3,6 | 1,7 | 9,0 | 3,9 |
| Sucre de lait | 5,0 | 6,4 | 4,5 | 4,9 |
| Eau (*sérum*) et sels | 87,4 | 90,5 | 82,0 | 88,6 |

Les sels contenus dans le *sérum* ou petit-lait, sont : les phosphates de chaux, de potasse et de magnésie, — les chlorures de potasse et de soude; — des sulfates, des carbonates et du fer qu'on retrouve dans le sang.

Le *caséum* ou fromage représente le principe *albumineux* de la viande; — le beurre ou *butyrum* représente les *graisses ;* les *sels* de tous les groupes d'aliments y sont largement représentés. Voilà pourquoi, pendant la première période de la vie, le lait est, pour l'enfant, un aliment solide et une boisson.

## § 1

Le lait de vache et de chèvre est quelquefois lourd pour certains estomacs; cela dépend de la quantité de beurre. (On sait que les corps gras sont assez difficiles à digérer.) Il est un moyen facile de remédier à cet inconvénient, c'est de faire usage de lait écrémé. Mais alors, le lait dépourvu de sa crème est moins nutritif. De tous les laits c'est celui d'ânesse qui est le plus pauvre en crème et en fromage, et le plus riche en sucre.

Le lait de la même vache diffère à chaque traite; la proportion de la crème s'accroît à mesure que le pis se vide.

Ainsi, sur 300 grammes de lait, tiré de la même vache, sans discontinuer, les premiers 100 grammes contiennent 5 0/0 de crème; les seconds 100 grammes contiennent 15 0/0, et les derniers 100 grammes, 21 0/0. Ces différences sont d'autant plus prononcées que le lait a séjourné plus longtemps dans le pis.

## § 2

### Altération spontanée du lait

Sous l'influence de la chaleur et de l'électricité, pendant les temps orageux, le sucre de lait se transforme en acide lactique, et le lait *tourne*, autrement dit l'acide lactique, développé par la chaleur, fait coaguler la caséine du lait, qui attire à elle la plus grande partie de la crème. Lorsqu'on jette sur un blanchet cette masse coagulée, un liquide blanc jaunâtre s'écoule, c'est le petit-lait composé d'acide lactique, de sucre, des sels du lait et d'une faible partie de caséine et de crème qui se sont désagrégées de la masse.

Il en est de même après l'opération du battage pour obtenir le beurre.

Le liquide restant dans la baratte se nomme lait de beurre ; il contient le sucre, les sels, la caséine dont le beurre, s'il a été bien fait, n'a pris qu'une petite partie ; et, enfin, un restant de crème qui n'a pu être butyrisée.

Le lait écrémé donne, au bout de quelque temps, spontanément naissance à l'acide lactique ; cet acide se développe sous l'influence de la matière caséeuse qui agit comme ferment et ne tarde pas à coaguler toute la masse.

Il se forme un dépôt de lait caillé, au-dessus duquel surnage, ainsi que nous venons de le dire, un liquide blanc jaunâtre, d'une saveur sucrée : c'est le *sérum* ou petit-lait.

Tous les acides étendus d'eau coagulent le lait chauffé à 75 degrés ; il n'est besoin que de quelques gouttes d'acide pour coaguler une grande quantité de lait.

L'alcool pur, le tannin, beaucoup de sels et de plantes acides, caillent aussi le lait ; mais la substance qui agit le plus énergiquement est la *présure*, ou membrane muqueuse de l'estomac des jeunes veaux. Une partie de présure peut coaguler trente parties de lait, à sa température naturelle, c'est-à-dire lorsqu'il vient d'être trait.

D'autres altérations du lait peuvent avoir lieu ; mais, alors, elles dépendent de l'état des vaches, de leur nourriture et de la manière dont elles sont traitées. Pendant certaines épizooties, la nature du lait est altérée ; tantôt il est séreux, gluant, et tantôt puriforme. Dans la maladie des bestiaux, nommée *cocotte*, les globules du lait sont agglutinés, muqueux et purulents. — L'usage d'un lait ainsi altéré doit être rigoureusement proscrit, et la loi devrait appliquer les peines les plus sévères contre les misérables qui en font le trafic.

## § 3

### Conservation du lait

L'altération spontanée du lait est due, comme nous venons de le dire, au développement de l'acide lactique sous l'influence de l'oxygène de l'air. On peut donc le conserver, soit en le soustrayant à l'action de l'air dans des vases hermétiquement bouchés et placés dans un endroit frais, soit en s'opposant à la réaction des ferments, par une ébullition répétée une ou deux fois par jour, soit encore par l'addition d'une petite quantité de carbonate de soude qui, pour quelque temps, met obstacle à la naissance de l'acide lactique, mais ces moyens n'ont qu'une efficacité éphémère.

Le seul procédé reconnu infaillible pour la conservation illimitée du lait, est le procédé *Appert :* — On remplit de lait un vase de fer blanc ; on le place dans un bain-marie et, lorsque la première ébullition en a chassé l'air, on recouvre le vase de son couvercle qui est immédiatement soudé ; le moyen est simple et réussit toujours.

D'ailleurs, c'est ainsi qu'on opère pour toutes les conserves de viandes, de légumes et de fruits.

## § 4

### Falsifications du lait

Ces falsifications sont nombreuses ; nous les avons relatées dans notre *Hygiène alimentaire ;* nous y renvoyons le lecteur.

# CHAPITRE VIII

## FROMAGES

Il n'est personne qui ne sache que le fromage fait partie constituante du lait ; c'est, en effet, avec le lait caillé, que se fabrique cette nombreuse variété de fromages, une des ressources de notre alimentation.

On distingue les fromages en deux grandes classes :

1° Les *fromages frais*, c'est-à-dire récemment fabriqués et qui n'ont pas subi de fermentation.

2° Les fromages *alcalescents salés*, qui ont subi une fermentation plus au moins avancée.

### SECTION I

#### FABRICATION DES FROMAGES

##### APERÇU

Le fromage s'obtient par la coagulation du lait, au moyen de la *présure*. — Lorsque la masse est entière ment caillée, on la divise profondément, en tout sens, avec une espèce de couteau en bois dur, pour faciliter la sortie du *sérum* ou petit-lait ; puis, cette masse caillée est mise sur une table inclinée, l'*égouttoir*. Lorsque tout le petit-lait s'est écoulé, on la jette dans des auges percées de plusieurs trous, et on la pétrit vivement afin de chasser ce qui peut rester de petit-lait. Cela fait, on en remplit des moules, ayant la forme qu'on veut donner au fromage, et ces moules sont immédiatement soumis à la presse qui serre la pâte et lui fait acquérir la compacité voulue. La durée de cette pression est ordinairement de 12 à 15 heures, Alors le fromage est retiré du moule et porté sur des tables nommées *séchoirs*, pour y être salé. — Voici comment s'opère la salaison :

Les deux surfaces et les bords du fromage sont saupoudrés de sel finement pulvérisé ; on réitère cette petite opération deux et même trois fois par jour, pour certains fromages forts. C'est ordinairement vers le quatrième jour qu'ils ont absorbé la quantité de sel nécessaire. Aussitôt que le fermentation s'est établie dans la pâte, on les descend à la cave. La fermentation devenant plus active, la matière caséeuse se décompose et donne naissance au carbonate d'ammoniaque ; une partie de l'acide acétique contenu dans le fromage forme un acétate d'ammoniaque ; l'autre partie se combine avec la caséine et produit une ma tière azotée qui se cristallise en aiguilles d'un blanc nacré et se dissout dans l'eau ; on la nomme *leucine* (du grec *leukos*, blanc). En même temps se développe un acide huileux, l'acide valérianique. Nous verrons plus loin que cet acide, renforcé de trois autres acides, est la cause de la repoussante odeur qu'exhalent les vieux fromages.

Dans certains pays, en Angleterre et en Hollande particulièrement, le fromage qu'on sort du moule est plongé aussitôt dans une forte saumure où il reste plusieurs jours.

Dans l'une comme dans l'autre méthode, on pratique une seconde salaison, la première ne suffisant point pour saturer la pâte. On replace les fromages sur la planche-séchoir, où ils sont salés de nouveau ; on les lave ensuite avec de l'eau chaude ; on les essuie soigneusement avec un torchon et on les porte sur la planche à fromages, où ils doivent rester une semaine. Il est essentiel de les retourner deux fois par jour ; ce temps écoulé, on les emmagasine. C'est pendant leur séjour plus ou moins long en magasin, que les fromages acquièrent leur maturité, leur perfection.

Les fromages en magasin sont soumis à une foule de soins minutieux, afin de les préserver des vers, des moisissures, etc. ; cet ouvrage ne comportant point de plus longs détails, la description précédente suffira pour démontrer qu'il n'est pas si facile de faire

7

un bon fromage. — Pour les lecteurs qui cherchent à connaître le fond des choses, la lecture de ce chapitre ne sera point stérile, puisqu'ils y acquerront des notions générales sur l'art du *Fromager*, sur la composition et le rôle des fromages dans l'alimentation.

§ 1

## Fromages frais

Le *caillé* du lait écrémé ou non écrémé, et privé de la plus grande partie du *serum* ou petit-lait, constitue les fromages blancs, qu'on doit manger le jour même de leur préparation ; car ils tournent à l'aigre le lendemain, et, plus tard, leur acidité très-prononcée irriterait l'estomac.

Les fromages blancs, fabriqués avec du lait non écrémé, sont très-bons ; ils sont encore meilleurs lorsqu'on y ajoute une petite quantité de crème levée la veille au soir. — Aromatisé avec de la vanille ou de la fleur d'oranger, et saupoudré de sucre, le fromage à la crème est un manger aussi délicat que salutaire. — La Suisse et la Normandie sont renommées pour ces sortes de fromages : Viry, Lisieux, Neufchâtel et autres localités en font commerce.

Les fromages blancs, dits *à la pie*, qu'on fabrique aux environs de Paris, ne ont qu'un simple caillé de

lait écrémé.Ce genre de fromage est le plus commun,
il n'exige aucune préparation et se fabrique dans
toutes les laiteries ; il est le régal des femmes et des
enfants. Le caillé de lait, qui n'est point relevé par
quelques condiments aromatiques et du sucre, est indigeste pour beaucoup de personnes. Les estomacs
robustes des gens de la campagne le digèrent facilement ; il n'en est point de même pour les citadins,
que leur profession rend sédentaires.

Un procédé aussi simple que sûr, pour faire un
bon fromage à la crème, est celui-ci :

Faites tiédir quelques litres de bon lait non écrémé ;
— ajoutez 300 grammes de crème de la veille au
soir, — plus un fragment de vanille ou quelques
grammes d'eau de fleur d'oranger ; mêlez exactement,
puis versez dans votre lait cinq grammes de présure.
et laissez le caillé se former. — Lorsqu'il est tout à
fait pris, placez votre fromage dans un moule en
osier, et laissez-le égoutter jusqu'à l'épuisement
complet du petit lait. — Alors renversez votre fromage sur un plat et saupoudrez-le de sucre finement
pulvérisé. Vous aurez un fromage à la crème délicieux.

## § 2

## Fromages alcalescents (*à pâte ferme*)

Cette seconde classe de fromages se divise en deux

sortes : les fromages demi-sel et les fromages salés.

Les *demi-sel* sont généralement des fromages tendres d'une conservation limitée. — Les *fromages salés* se conservent fort longtemps, si les vers ou les moisissures ne les attaquent point ; leur durée est en rapport avec la sécheresse de leur pâte. La bonté de ces fromages ne dépend pas seulement du lait et de la quantité de crème avec lesquels ils ont été faits, mais encore du mode de fabrication et de la disposition des locaux où on les laisse mûrir. — Les mêmes fromages fabriqués par un fromager ignorant, avec le même lait, seront de beaucoup inférieurs à ceux préparés par un fromager intelligent, éclairé par l'observation et une longue pratique. — La fabrication du fromage est un art en progrès dans plusieurs de nos départements, mais très-arriéré dans le plus grand nombre. L'Angleterre et la Hollande sont nos maîtres dans cet art.

## § 3

**Fromages demi-sel.** — Les plus en renom des fromages de cette catégorie sont : le Saint-Nectaire, — le Coulommiers, — le Viry, — le Chevret, — le Pont-l'Évêque, etc., etc.

**Fromages salés.** — La famille de ces fromages est très-nombreuse ; la France produit :

Le Roquefort, — le Gérarmer, — le Livarot, — le

Brie, — le Sassenage, — le Langres, — le Sept-
moncel, — le Bergue, — le Blois, — le Mignot,
— le Compiègne, — le Troyes, — le Bergue, — le
Neufchâtel affiné, — le Marolle, — le Rollot, — le
Cantal, — le Saint-Gervais, — le Camembert, — le
Mont-Dore.

L'*Angleterre* fabrique le Chester, — le Glocester,
— le Derby, — le Cottenham, — le Dunlop, — le
Norfolk, — le Stilton, surnommé le Parmesan d'Angleterre.

La *Hollande* produit et exporte d'excellents fromages, entre autres le Texel, — l'Edam, — le Leydes-
kas et un fromage en forme de boule, d'une précieuse
ressource pour les marins.

La *Flandre* fabrique aussi de bons fromages ; ceux
de Limbourg, à pâte persillée, jouissent d'une réputation méritée.

La *Suisse* produit le Vachelin, — le Brintz, — le
Schabziger, et manufacture en grand son fromage
de Gruyère, qu'elle exporte en tous pays.

L'*Italie* fabrique plusieurs fromages renommés :
le Stracchino, — le Caccio-Cavallo, — le Conestrato,
— le Cassavi, — et le Parmesan, dont la durée est
illimitée.

Enfin, dans certaines localités d'Allemagne, on fait
des fromages avec du caillé de lait et des pommes de
terre, dont le peuple se régale.

De tous les fromages que nous venons d'énumérer, quel est le meilleur? — La question est ici la même que pour les odeurs et les couleurs ; elle ne peut se résoudre qu'individuellement, c'est-à-dire d'après le goût de chaque individu. — Celui-ci est passionné pour le fromage piquant et puant ; celui-là, au contraire, n'aime que le fromage doux et inodore. — Les uns aiment le mou, les autres le dur, etc., etc. De la diversité des goûts naissent forcément les variétés gustatives.

Quant à la valeur intrinsèque, les fromages faits avec du bon lait, non écrémé, et addition d'un supplément de crème, seront évidemment de beaucoup supérieurs, en bonté et en qualité, aux fromages fabriqués avec des laits écrémés ou avec des laits de beurre. Les premiers seront onctueux, gras ; les seconds, maigres, durs et cassants. Donc, la prééminence est incontestablement pour les premiers fromages.

### Analyse chimique du fromage

PAR M. WELKER

| | |
|---|---|
| Beurre. | 7,62 |
| Caséine. | 3,31 |
| Sucre de lait. | 4,46 |
| Sels divers. | 0,71 |
| Eau. | 83,90 |
| | 100,00 |

## § 4

### TRANSFORMATIONS
# de la caséine et de la matière grasse
#### PENDANT LA FERMENTATION

La partie azotée du fromage est la caséine; la graisse en est le partie carbonée. — La quantité de matière grasse contenue dans le fromage correspond exactement à la quantité de beurre que contenait le lait avec lequel on l'a fait. C'est pourquoi le fromage préparé avec du lait non écrémé est plus onctueux, plus riche en matière grasse que le fromage fabriqué avec du lait écrémé.

Pendant la fermentation du fromage, une partie de la caséine se transforme en une substance blanche appelée *leucine;* l'autre partie donne naissance à l'acide valérianique, ainsi nommé parce qu'il possède les mêmes propriétés que l'acide tiré de la valériane.

La partie grasse du fromage subit également une transformation multiple : elle devient d'abord acide butyrique; puis l'acide butyrique, se décomposant, donne naissance aux trois acides *caprique, caprylique* et *caprynique*, compagnons ordinaires de l'acide valérianique. — Ce sont ces quatre acides qui donnent au fromage son goût et son odeur. Plus le fromage est vieux, plus les acides gras se développent, plus l'odeur est forte et la saveur piquante.

Le sel de cuisine, en retardant le dégagement de ces acides, s'oppose à la décomposition putride du fromage. Nous citerons, comme exemple, le fromage de Hollande, qui, saturé de sel, sent moins fort, est moins piquant que les autres fromages et peut se conserver indéfiniment.

## § 5

## Rôle des fromages dans l'alimentation

Les fromages *blancs*, à la *crème*, mangés le jour même de leur préparation, appartiennent à l'alimentation douce et rafraîchissante. Le chyle, qu'ils contribuent à former, se dirige sur le tissu graisseux du corps. Ces fromages sont indigestes pour beaucoup de personnes lorsqu'on en fait usage comme dessert; mangés aux heures de collation, ils n'ont point cet inconvénient.

Les fromages *fermentés*, en raison de l'azote qu'ils contiennent, se rapprochent des aliments animalisés ou plastiques; ils sont généralement stimulants, excitants. Mangés en petite quantité au dessert, ils aident à la digestion. Les personnes sujettes aux irritations gastro-intestinales et les convalescents feront acte de prudence en s'en abstenant.

Les fromages doivent être mangés lorsqu'ils sont arrivés à leur point de maturité ; plus tard, ils deviennent malsains, irritants et souvent nuisibles ; ils peuvent occasionner des irritations d'estomac et d'entrailles ; des ardeurs, des démangeaisons, des maladies de peau, quand on les mange, ainsi que font certains amateurs à goût blasé, en état de putridité infecte.

On doit rejeter comme nuisibles les fromages couverts de moisissures ou qui sont rongés par les vers. — Parmi les moisissures, végétations microscopiques, il en est qui appartiennent à la classe des champignons vénéneux. Quant aux vers qui éclosent et vivent dans la pourriture, la vue et l'odeur de ces fromages infects inspirent généralement le dégoût, et l'on ne rencontre que quelques individus à goût dépravé qui osent en manger.

# CHAPITRE IX

## LE PAIN

Le pain est, en France, considéré comme base de l'alimentation, — la meunerie et la boulangerie françaises sont arrivées à un degré de perfection que n'ont pas encore atteint les autres nations européennes. C'est surtout à Paris que les boulangers-pâtissiers fabriquent des pains de luxe et des gâteaux si appétissants, si artistement tournés, qu'on s'arrête pour les admirer et qu'il est difficile de résister à la tentation de les acheter. — Du reste, les étrangers, les connaisseurs de tous pays, sont unanimes pour donner la prééminence à la boulangerie et à la pâtisserie françaises, sur celles des autres nations.

Les farines avec lesquelles on fabrique le pain, proviennent de diverses céréales. Ces farines produisent un pain plus ou moins facile à digérer, plus ou moins nutritif, selon la richesse en matières grasses et azotées des diverses céréales d'où elles proviennent, et selon la manière intelligente dont la fabrication a été opérée.

## § 1

L'analyse chimique des diverses céréales, a découvert les matières suivantes en proportions variables.

SUBSTANCES ORGANIQUES AZOTÉES

*Glutine, Albumine, Fibrine* et *Caséine.*

SUBSTANCES ORGANIQUES NON AZOTÉES

*Amidon, Dextrine, Glucose* et *Cellulose, Matières grasses.*

SUBSTANCES MINÉRALES

Phosphate de chaux et de magnésie;
Sels de potasse et de soude;
Silice.

Le son retient la plus grande partie des substances minérales, ainsi que beaucoup de matières grasses et azotées; d'où il résulte qu'une farine qui contient toutes les parties intégrantes du blé, à l'exception du ligneux évalué à quatre ou cinq pour cent du poids, est un aliment plus nutritif que les farines très-blanches, complétement dépouillées de son. C'est pourquoi le pain dit de ménage, nourrit davantage que les pains blancs de luxe.

On verra aussi, d'après le tableau suivant que le pain fait avec des farines de blés durs, contient plus de parties nutritives que le pain fabriqué avec des farines de blés tendres.

| ESPÈCES | AMIDON | MATIÈRES | | DEXTRINE | CELLULOSE ou enveloppes des graines | MATIÈRES minérales ou sels |
|---|---|---|---|---|---|---|
| | | grasses | azotées | | | |
| Blé dur....... | 65 | 2 | 20 | 8 | 3 | 3 |
| Blé 1/2 dur... | 70 | 2 | 15 | 7 | 3 | 3 |
| Blé tendre ou blanc....... | 76 | 2 | 12 | 6 | 2 | 2 |
| Seigle .. ..... | 67 | 2 | 12 | 11 | 3 | 3 |
| Avoine......... | 60 | 5 | 14 | 9 | 7 | 3 |
| Orge ......... | 66 | 3 | 12 | 10 | 1 | 3 |
| Maïs ........ | 67 | 8 | 12 | 4 | 5 | 1 |
| Riz.......... | 89 | 1 | 7 | 1 | 1 | 1 |

Dans ce tableau, les fractions n'ont pas été ajoutées à chaque chiffre, pour ne pas embarrasser le lecteur.

L'avoine, quoique placée après le seigle au tableau, contient cependant plus de matières azotées : mais la forte proportion de graisse et de cellulose, nuit à sa panification..Le pain d'avoine pure est cassant, de mauvais goût et indigeste. Il en est de même pour l'orge, le maïs, le seigle, le sarrasin ou blé noir, le riz, etc., dont les farines ne donnent qu'un pain mal levé et indigeste.

Les farines des diverses espèces de froment et de seigle sont, en France, les plus généralement employées à la fabrication du pain. Les autres céréales s'ajoutent quelquefois, en petite quantité, à la farine de froment, et le pain prend alors une saveur particulière qui plaît momentanément à beaucoup de personnes; ces pains *métis* sont moins digestifs que ceux de froment pur. Les farines d'orge, d'avoine, de riz, de maïs, etc., s'emploient ordinairement à faire des bouillies, galettes et gâteaux.

## SECTION I

### DE LA FABRICATION DU PAIN

Le pain des peuples civilisés est aujourd'hui un pain levé qui a subi la fermentation. Les pains *non levés* s'appellent pains *azymes*, mot qui signifie sans levain. Les anciens peuples faisaient un fréquent usage de ces sortes de pains, ce ne fut que plus tard que les Grecs durent au hasard la découverte du pain *levé* (1).

(1) Voyez dans l'ouvrage intitulé : *Les Nuits corinthiennes*, l'histoire de cette découverte. Le lecteur y trouvera aussi d'in-

## § 2

## Des levains

Le *levain* le plus commun, en usage dans les campagnes, n'est autre chose que de la pâte qu'on a laissé aigrir.

La *levure* est l'excès du ferment qui se sépare de l'orge germée dans la fabrication de la bière et surnage sous forme d'écume. Ce ferment est beaucoup plus actif que le levain ordinaire ; il donne un pain plus léger et meilleur.

## § 3

## Manipulation de la pâte

Dans la fabrication du pain, avec le levain, voici comment on opère :

Six heures avant de pétrir, on délaie son levain, avec de l'eau tiède, dans le tiers de la farine à employer. On forme du tout une pâte ferme, qu'on place dans un coin du pétrin, entourée d'un rempart

téressantes narrations sur la *Musique ancienne*, sur les *Danses symboliques* de cette lointaine époque, et la description complète des fameux *Mystères d'Eleusis* (Note de l'Editeur).

de farine. C'est, ordinairement, vers dix heures du soir qu'on fait cette petite opération.

2ᵉ *temps*. — Le lendemain à quatre heures du matin, on procède au délayage du levain, avec de l'eau tiède, en hiver, et de l'eau froide en été. Ce délayage exige beaucoup de pratique et de soins pour former une pâte demi-liquide sans grumeaux.

3ᵉ *temps*. — Alors, on commence le pétrissage, opération longue et fatigante selon la quantité de pâte ; car, il faut remuer cette masse en la portant de droite à gauche et de gauche à droite du pétrin, en la soulevant, en la divisant avec les mains ouvertes, en la rejetant violemment sur le fond du pétrin et en recommençant vingt et vingt fois ce pénible travail.

Voici l'explication des phénomènes qui se sont produits dans la pâte pendant la fermentation provoquée par le levain : — Une partie de l'amidon s'est changée en sucre, lequel, à son tour, s'est transformé en alcool et en acide carbonique ; l'alcool se volatilise, tandis que l'acide carbonique reste enfermé dans la matière glutineuse de la pâte. Nous verrons tout à l'heure, que la légèreté du pain est due à l'acide carbonique retenu dans le gluten.

4ᵉ *temps*. — Quand la pâte bien pétrie a été *allégée*, *frasée* et *contrefrasée* (termes du métier), par un dernier tour de main, on la retire du pétrin pour la couper et la séparer en *pâtons* du poids des pains qu'on veut confectionner. Chaque boulanger donne à ces pâtons la forme qu'il a adoptée. C'est ce qu'on appelle *tourner la pâte*. On attend quelque temps encore qu'une dernière fermentation ait fait gonfler les pâtons.

5e *temps*. — Dès que les pâtons sont arrivés au point voulu de fermentation, on se hâte de les enfourner.

La chaleur du four doit s'élever de 210 à 215 degrés pour que les pains soient saisis aussitôt leur enfournement.

Les transformations chimiques pendant la cuisson se résument ainsi : — Dans les couches extérieures de la pâte, l'amidon qui ne s'est pas transformé en sucre, se change en dextrine ; l'albumine du gluten se coagule, l'alcool s'échappe et l'acide carbonique retenu dans l'albumine coagulée, produit dans la mie cette infinité de petits trous, signes infaillibles d'un pain bien levé. Enfin, la surface extérieure du pain prend une belle couleur jaune d'or, ou rougeâtre si le pâton a été mouillé avec une brosse douce avant sa mise au four. Il se forme, après que le pain a été exposé à l'air, sur la couche la plus extérieure comme une peau mince brune et légèrement amère qu'on a nommée *assamare*, qui est très-soluble dans l'eau et qui s'imbibe de l'humidité de l'air.

Tels sont, en général, les apprêts et les manipulations de la *boulange;* tels sont les phénomènes qui accompagnent la fermentation et la cuisson panaires. Lorsque plusieurs de ces phénomènes font défaut, le pain est dit *manqué;* la mie est tassée, glutineuse, dépourvue de ces petits trous que produit l'acide carbonique; le pain est plat, lourd, indigeste; il faut un estomac robuste pour le digérer.

§ 4

## Pain avec la levure

Lorsqu'on se sert de levure au lieu de levain, les mêmes phénomènes que nous venons de décrire, se manifestent; la fermentation, au sein de la pâte, est plus active, plus prompte; il ne lui faut que deux ou trois heures pour s'établir, tandis que le levain en exige six ou sept. Le pain de levure est d'ailleurs plus léger, d'un goût meilleur, et, par cela même, plus facile à digérer. — Les boulangers des grandes villes de France suivent l'exemple de leurs confrères de Paris, et fabriquent de très-bon pain avec la levure de bière. Malheureusement, il y a encore beaucoup de provinces où la routine est si profondément enracinée dans l'esprit des habitants, qu'il est difficile de l'en déloger; pour ne citer que deux exemples, la Bretagne et l'Auvergne où l'on fabrique le pain comme on le faisait il y a deux siècles ! Ce n'est que par une instruction primaire, franchement libérale et dégagée de toute superstition, qu'on parviendra à éclairer ces populations laborieuses et à améliorer leur condition.

On fait avec la farine de froment trois sortes de pains : le pain *blanc*, le *moyen* et le *bis*, selon le degré de blutage.

Le pain *blanc* qui ne contient que fort peu ou point de son, est d'une blancheur remarquable, criblé de petits trous, léger et très-facile à digérer. Il convient aux estomacs faibles et aux personnes sédentaires.

Le pain *moyen* renferme 10 à 12 pour cent de son ; il est beaucoup moins blanc, plus serré, moins percé, et, par conséquent, plus long à se dissoudre dans l'estomac que le pain blanc ; mais il est plus savoureux, nourrit beaucoup mieux, et beaucoup de personnes l'ont adopté.

Le pain *bis* contient 15 à 20 pour cent de son, d'une couleur jaunâtre ou brune ; il est plus compacte que les deux autres ; on le dit plus nutritif que le pain blanc, en raison du gluten resté dans le son. C'est une erreur facile à démontrer : Voici deux petits pains du poids de cent grammes chaque ; l'un est *blanc* et ne contient pas de son ; l'autre est *bis* et contient dix grammes de son. Supposons que ces cent grammes donnent cinq grammes de gluten, ce qui est exagéré ;

le pain blanc, exempt de son, aura cinq grammes de farine blanche en plus que le pain bis ; or, aussi minime que soit la quantité de gluten contenue dans ces cinq grammes, elle dépassera toujours la quantité que représente le pain bis. Donc l'erreur est évidente.

Quant au son ou *ligneux* du grain, on sait que l'estomac de l'homme ne digère point le bois ; donc le *son* ne peut fournir de sucs nutritifs.

Au lieu de répéter, d'après quelques auteurs, que le pain *bis* était plus nourrissant que le pain *blanc*, on aurait été dans le vrai en disant que la digestion du pain *bis* étant plus longue à s'effectuer que celle du pain *blanc*, le sentiment de la faim ne se manifeste que plus tard. — La raison en est simple : Tant que l'estomac travaille à la digestion d'un aliment, la faim n'a pas lieu ; elle n'arrive qu'après la fin de son travail.

## § 5

## Pain de seigle

Le pain de seigle ne contient que 12 pour cent de substance azotée et 2 pour cent de matière grasse ; mais, en revanche, il est riche en mucilage visqueux, qui lui donne la qualité de se conserver longtemps frais. Sa couleur est jaunâtre, sa saveur agréable; il est plus difficile à digérer que le pain de froment et nourrit moins; — on lui attribue des propriétés rafraîchissantes; il est sujet aux moisissures, s'il n'est pas conservé dans un endroit bien sec; alors son usage peu donner lieu à des coliques, à des diarrhées, etc. Le plus généralement, on ajoute un tiers de farine de froment à deux tiers de farine de seigle; le pain en est meilleur et plus digestif.

L'épeautre, l'orge, l'avoine, le sarrasin, le maïs, etc, sont employés, dans quelques pays, à faire du pain; mais la fermentation de leur pâte, pauvre en gluten, étant imparfaite, la qualité des pains de ces provenances est de beaucoup inférieure à celle des pains de froment et de seigle.

## SECTION II

### § 6.

#### PAINS DE LUXE

On fabrique dans les capitales et les grandes villes, un grand nombre de pains de luxe, dont nous avons donné la composition et les manipulations, dans notre *Hygiène alimentaire;* nous nous bornons ici à en relever les noms et les qualités.

**Pains de gruau.** — Ils ont la croûte pâle et la mie très-blanche ; leur fabrication exige de la farine dite de gruau, et plus de soins dans le pétrissage.

**Pains à café.** — Croûte brune et très-ferme en dessus ; mie percée d'une infinité de petits trous comme ceux d'une dentelle. Ce pain est très-léger et si spongieux, qu'il absorbe presque instantanément le liquide dans lequel on le plonge. Sa fabrication exige plus de levure et de travail.

**Pains viennois.** — Farine de première marque et addition de 25 pour cent de lait écrémé à l'eau qui sert à faire la pâte ; la quantité de levure est aussi plus forte que dans les pains ordinaires. La petite proportion de lait lui donne un arome et un goût des plus agréables ; il se digère bien.

**Pains au lait.** — Même composition que les pains viennois, avec augmentation de la quantité de lait, 45 à 50 pour cent. La croûte est plus mince et la mie moins ferme que celles des précédents.

**Croissants.** — Son nom lui vient de sa forme demi-circulaire. La composition de la pâte est, pour un kilogramme de belle farine, 500 grammes d'eau dans laquelle deux œufs ont été délayés et battus. Quelques boulangers ajoutent un peu de beurre à la pâte. Saveur agréable ; digestion moins facile que les pains sans œufs ni beurre.

**Muffins** ou **Moffines**. — Pains ronds et aplatis sur leurs deux faces ; croûte pâle, mince et molle ; mie tendre et grasse par addition du beurre. Ces pains sont mis au four dans des moules de fer-blanc ; — très-agréables au goût.

**Pain dit anglais**. — Composition assez compliquée : mélange de farine de froment, de seigle et de fécule de pomme de terre, avec addition d'une petite quantité de lait. La pâte est travaillée avec de la levure fraîche, puis enfermée dans des moules et cuits dans un four à température douce. Ce pain est une importation anglaise venant de Londres. On en fabrique aujourd'hui, à Paris, de pareils plus savoureux et moins lourds à digérer.

**Pains de dextrine** et mieux dit, **au sucre**. — Semblables aux pains viennois pour la forme, ils en diffèrent par la composition. Au lieu de lait pour faire la pâte on emploie du sucre à la dose de 40 à 50 grammes par kilogramme d'eau. Ces petits pains ont une saveur agréable et se digèrent très-facilement. Leur nom vient de ce qu'on employait de la dextrine au lieu de sucre.

**Pains de gluten**. — Ce pain, d'un goût désagréable et de digestion difficile, est fait avec du gluten pur, pour l'usage des personnes atteintes de la maladie nommée *Diabète*, qui se manifeste par une abondance d'urines sucrées. Le gluten ne contenant point de sucre, on pensait que ce pain passerait dans les voies digestives sans s'y transformer ; puisque c'est l'amidon et la dextrine du pain ordinaire qui subit cette transformation. Dès lors, le pain de gluten était un des moyens efficaces pour combattre le diabète ; mais, le résultat n'a pas confirmé entièrement la théorie.

On n'avait pas réfléchi qu'il existe une matière sucrée dans presque tous les aliments ; et quand bien même on ne se nourrirait que de substances complétement dépourvues de matières sucrées, le chyle qui forme et renouvelle le sang, contiendrait encore du sucre. Or, comme toutes les excrétions, bile, sueurs, mucus, salive, urines, etc., proviennent du sang et que le sang lui-même provient du chyle, l'effet du pain de gluten est resté à peu près nul. — Le diabète étant une sécrétion anormale, morbide des reins, ce sont les reins qu'il faut traiter. Comment et de quelle manière? Ici, c'est à la médecine de répondre.

**Pain de son.** — Ce pain est fabriqué avec de la farine de froment rouge, renfermant 15 à 25 pour cent de son. Sa croûte est foncée, sa mie brune, son goût peu agréable. Les médecins anglais l'ont préconisé contre la constipation du ventre et les médecins français l'ont adopté restrictivement. Pendant quelque temps il fut de mode parmi les femmes riches et oisives; aujourd'hui s'il n'est pas entièrement abandonné, il a perdu beaucoup de sa réputation laxative. On s'est aperçu qu'au lieu d'être rafraîchissant, ce pain était au contraire un excitant des glandes muqueuses des intestins, par le contenu de *son*. — Le son est, comme la graine de moutarde et de figues de Barbarie, comme les noyaux de cerises que des personnes avalent, comme toutes les matières ligneuses, réfractaire à l'action des organes de la digestion. Il passe sur la membrane muqueuse, la chatouille et l'excite ; mais si cette excitation réussit à rendre, pendant quelques jours, le ventre libre, la constipation revient plus opiniâtre, lorsque la membrane de l'intestin s'est habituée à ce genre d'excitation. Il en est de même pour tous les purgatifs qu'un usage abusif rend dangereux.

## § 7

### Biscuits de mer

La pâte de ces biscuits est faite avec de la belle farine de froment purgée exactement de son ; on la pétrit avec la quantité d'eau strictement nécessaire pour obtenir une masse ferme et bien liée ; on ne la laisse lever que modérément afin qu'elle ne se gonfle pas au four. — La pâte est coupée en morceaux ronds ou carrés qu'on a soin de piquer avec un poinçon pour que la chaleur du four puisse pénétrer l'intérieur du biscuit.

Après la cuisson qui n'est que de 25 minutes, les biscuits sont placés dans une étuve où on les laisse pendant un mois, afin de les purger de toute humidité et de les mettre à l'abri des moisissures.

Ces sortes de pains sont destinés aux marins et aux voyageurs qui explorent les pays privés de ressources; ils nourrissent mieux que le pain, mais leur digestion n'est pas aussi facile. On est souvent forcé de les briser et de les faire tremper dans l'eau pour pouvoir les manger.

## § 8

## Biscottes de Bruxelles

On donne ce nom à des tartines très-minces, taillées dans un pain oblong, fait avec des farines de premier choix.

La pâte de ces pains a reçu une plus forte dose de levure et a subi un pétrissage spécial. La cuisson est opérée dans un four dont la chaleur doit marquer 200 degrés. Aussitôt que la croûte du dessus est formée, les pains sont retirés du four. Après qu'ils sont refroidis, on les coupe en tranches très-minces qu'on replace dans le four, pour les faire griller et prendre couleur.

Les biscottes sont percées d'une infinité de petits trous qui en font la légèreté ; elles se dissolvent promptement dans le suc gastrique, et c'est en raison de leur facile digestion qu'on les recommande aux personnes gastralgiques, à celles dont l'estomac paresseux, fatigué, névrosé, ne digère que laborieusement le pain ordinaire.

## SECTION III

### § 9

#### SEMOULE, VERMICELLE, MACARONI

Nous plaçons ici ces trois produits de la farine de froment (blé dur), qui font naturellement suite au pain.

**Semoule.** — Pour fabriquer la semoule on emploie les blés durs et des meules en bois, spécialement établies pour cette fabrication. Les meules n'écrasent le grain que juste ce qui est nécessaire pour séparer le ligneux de l'amande et isoler ses petits gruaux de la partie amylacée. Le grain ainsi moulu grossièrement, est livré au semouleur qui, au moyen de tamis gradués, isole complétement les petits gruaux de la farine, pour être livrés à la consommation. Les semoules sont plus ou moins belles,

selon les blés employés et les soins apportés à ce
travail.

Les semoules à petits grains parfaitement isolés,
sont plus glutineuses et par conséquent plus nutritives que les semoules trop fines, ordinairement
chargées de farine.

Les **vermicelles** se préparent avec des semoules
mouillées d'eau et écrasées sous des meules. Lorsque
la pâte est arrivée au point voulu, on la fait passer
par des cribles et sécher dans des séchoirs construits
exprès.

Les **macaronis.** — Même pâte que celle des vermicelles ; les moules sont calculés sur la grosseur
qu'on veut leur donner. Le séchage s'opère de la
même manière.

Ces pâtes sont plus nutritives que le pain ; préparées au bouillon, au beurre ou au lait, elles appartiennent à l'alimentation douce et réparatrice.

Les macaronis au fromage sont plus difficiles à digérer que les semoules et vermicelles ; ils sont indigestes lorsque la proportion de fromage a été dépassée.

*Nota.* — Les vermicelles, macaronis et autres
pâtes fabriquées pendant les chaleurs de l'été, contractent généralement une pointe d'acidité, suite de
la fermentation qu'elles ont éprouvée. Lorsqu'on
veut les préparer au lait, il faut les faire d'abord

bouillir à l'eau, sans cette précaution, leur ébullition dans le lait ferait tourner ce dernier.

C'est à tort qu'on donne aux pâtes d'Italie la prééminence sur celles d'Auvergne, cette infériorité n'est relative qu'à certaines fabriques. Les pâtes d'Auvergne sortant d'usines dirigées par des patrons intelligents, sont fabriquées avec des blés durs d'Afrique et de Tangarok de première qualité, et ne le cèdent en rien aux plus belles pâtes d'Italie ; la maison ROSSI de Clermont-Ferrand peut être citée comme exemple.

# CHAPITRE X

## LES LÉGUMINEUSES

La famille des légumineuses est une des plus importantes du régime végétal, en raison du grand nombre de plantes qu'elle prodigue aux arts industriels, à l'alimentation et à la matière médicale. Nous ne nous occuperons que des trois plantes d'un usage à peu près général comme aliment : les *haricots*, les *pois* et les *lentilles* qui se subdivisent en plusieurs espèces.

Le savant professeur Moleschott a dit que si l'on voulait partager les substances alimentaires en deux groupes, dont le premier comprendrait les plus nourrissantes, ces trois légumineuses appartiendraient au premier groupe ; ce qui signifie que les haricots, pois et lentilles secs contiennent autant sinon plus de principes nutritifs que la viande, le pain, le lait et les œufs. Nous disons à l'état *sec*, car à l'état frais, l'eau et le principe sucré dominent.

Les lentilles, les haricots et pois secs, recèlent en abondance un principe azoté nommé *légumine*, soluble dans l'eau, et un peu d'albumine végétale.

La légumine est le principe élémentaire des trois graines qui nous occupent; car elle représente la matière azotée ou albuminoïde des viandes. La quantité de légumine contenue dans ces graines, l'emporte non-seulement sur le gluten du pain de froment, mais encore sur la fibrine de la viande, à poids égal. Elles renferment, en outre, une certaine quantité d'amidon et de dextrine. — Le sucre et la cellulose s'y rencontrent aussi; viennent ensuite les sels qui sont les mêmes que ceux du sang : — les chlorures de soude, les phosphates de chaux et de potasse, divers carbonates, etc. — Voici, du reste, l'analyse des haricots faite par un homme compétent, le savant Braconnot de Nancy, à qui l'on doit de remarquables travaux.

## § 1

### Analyse de M. Braconnot

SUR 100 GRAMMES DE HARICOTS SECS

| | |
|---|---|
| Fibres ligneuses. | 2,50 |
| Acide pectique. | 1,23 |

Matières solubles dans l'eau (amidon) . . . 42,10
Matières grasses. . . . . . . . . . 10,12
Sucre. . . . . . . . . . . . . . 12,10
Légumine. . . . . . . . . . . . . 18,55
Phosphate et carbonate de chaux. . . . 1,50
Chlorures de soude et de potasse. . . . 1,20
Eau. . . . . . . . . . . . . . . 11,10
                                        ————
                                        100,00

S'il est vrai que plus un aliment contient de substances assimilables, plus il est nutritif, les haricots doivent être placés au premier rang des substances alimentaires empruntées au règne végétal.

### Analyse de M. Payen

SUR 100 GRAMMES

| ANALYSE COMPARÉE | HARICOTS blancs ordinaires | HARICOTS flageolets desséchés |
|---|---|---|
| Amidon, dextrine et matière sucrée. . | 55,7 | 60,» |
| Substance azotée ou légumine. . . . | 25,5 | 27,» |
| Matières grasses. . . . . . . . . | 2,8 | 2,6 |
| Cellulose. . . . . . . . . . . | 2,9 | 2,» |
| Sels minéraux. . . . . . . . . . | 3,2 | 3,3 |
| Eau hygroscopique. . . . . . . . | 9,9 | 5,1 |
| | 100,0 | 100,0 |

Les haricots *verts*, c'est-à-dire ceux dont la silique ne renferme pas encore de graines formées, tiennent, par leur quantité d'eau, assez considérable, au groupe des légumes herbacés : ils se digèrent facilement lorsqu'ils sont bien cuits, mais nourrissent peu. Néanmoins, après un plat de viande, ils figurent au nombre des légumes qui entrent dans la composition d'un repas hygiénique.

## § 2

## Les lentilles

L'usage des lentilles comme aliment remonte aux temps les plus reculés. Les historiens de l'Inde et de l'Egypte, ceux des Hébreux et des Grecs, parlent de cette légumineuse, non-seulement comme d'une ressource pour le peuple, mais encore comme d'un aliment fort agréable et nourrissant bien.

Les variétés cultivées dans quelques départements de France sont : la grosse lentille de couleur blonde, — la lentille à la reine, beaucoup plus petite et de nuance rougeâtre ; elle est moins farineuse que la grosse, mais sa saveur est plus appréciée.

Le ligneux ou enveloppe des lentilles n'est point dissous par les sucs gastrique et intestinal ; de même que les enveloppes des haricots, il chemine le long du canal digestif en y développant des gaz, et est expulsé au dehors comme substance inerte. Les estomacs robustes qui peuvent digérer cette enveloppe trouvent plus d'arome et de saveur aux lentilles naturelles qu'à celles qui ont été décortiquées ; cela tient à ce que l'arome réside, en grande partie, dans la substance corticale.

En Angleterre, on opère la décortication des lentilles en les faisant passer entre deux meules spécialement espacées pour cette opération. Décortiquées et réduites en purée, les lentilles sont un aliment sain, nutritif et de digestion facile.

**Leur composition chimique d'après M. Payen**

SUR 100 GRAMMES

| | |
|---|---|
| Amidon, dextrine, matière sucrée. . . . | 56,0 |
| Substances azotées. . . . . . . . . | 25,2 |
| Matières grasses, principe aromatique. . | 2,6 |
| Cellulose. . . . . . . . . . . . | 2,4 |
| Sels divers. . . . . . . . . . . | 2,3 |
| Eau. . . . . . . . . . . . . | 11,5 |
| | 100,0 |

## § 3

## Les pois

Appartenant à la famille des légumineuses, comme les deux plantes précédentes, les pois sont d'une incontestable utilité pour notre alimentation ; non-seulement ils nourrissent bien, mais ils ont encore le privilége de flatter les palais les plus délicats.

On cultive plusieurs espèces de pois en France : le *pois sucré*, — le *géant*, — le *sans-pareil*, — le *pois Michaux*, — le *goulu* ou *mange-tout*, — le *pois à bouquet*,

— le *pois cassé* à graines très-serrées, — le *carré à œil noir*, — le *pois nain* à petits grains rapprochés, — le *nain hâtif*, — le *nain vert*, — le *gros nain*, — le *nain de Hollande*, — etc., etc.

Le *pois chiche*, très-peu apprécié en France, est en honneur chez les Orientaux, et particulièrement en Espagne, où il accompagne presque toujours le bœuf bouilli.

Il existe une espèce de pois, originaire de l'Amérique méridionale, où il croît spontanément ; c'est le *pois barbu* ou *pois à gratter*. Il se présente sous la forme d'une gousse allongée, hérissée de poils peu adhérents. La graine est généralement délaissée ; la poudre, au contraire, est utilisée par les charlatans et bateleurs, sous le nom de *poudre à gratter*. En effet la partie de la peau frottée avec cette poudre devient le siége d'une démangeaison intense, qui force l'individu à se frotter et à se gratter. Le meilleur moyen de se débarrasser de cette démangeaison fort incommode est de frictionner la partie avec des cendres chaudes.

Les pois comestibles *verts*, dont les graines n'ont pas acquis leur développement, prennent le nom de *petits pois* et sont un manger délicat, mais moins nutritifs que les pois secs, à cause de la quantité d'eau qu'ils contiennent. Les petits pois se digèrent assez facilement lorsque leur enveloppe est mince ; malgré cette qualité, il ne faut jamais en faire abus, car ils sont flatulents.

C'est encore à notre éminent chimiste Payen que nous devons l'analyse des pois.

| ANALYSE COMPARÉE | POIS secs ordinaires | POIS cassés desséchés verts |
|---|---|---|
| Amidon, dextrine, matière sucrée. . . | 58,7 | 58,5 |
| Matières azotées. . . . . . . . . | 23,8 | 25,4 |
| Matières grasses. . . . . . . . . | 2,1 | 2,» |
| Cellulose. . . . . . . . . . . | 3,5 | 1,9 |
| Sels divers. . . . . . . . . . | 2,1 | 2,5 |
| Eau. . . . . . . . . . . . . | 9,8 | 9,7 |
| | 100,0 | 100,0 |

§ 4

RÉCAPITULATION
concernant les légumineuses

Ainsi qu'on vient de le lire, les trois légumineuses dont on fait le plus fréquent usage, contiennent, à peu de différence près, les mêmes quantités de principes nutritifs. La *légumine*, principe azoté, s'y trouve en si grande abondance, qu'elle dépasse, non-seulement la partie glutineuse du pain, mais encore la fibrine de la viande, comme aliment réparateur. Les haricots, pois et lentilles, contiennent, en outre, de notables quantités d'amidon et de dextrine, qui, dans la **cornue vivante** (*le tube intestinal*) se transforment d'abord en sucre ; — le sucre, en se combinant avec la bile, se transforme en acide lactique, et ce dernier, au contact du mucus intestinal, se change en acide butyrique, prototype des corps gras qui se rencontrent dans les diverses régions du corps des animaux. Tel est le résultat de la digestion de la partie amylacée des légumineuses.

La richesse en principes nutritifs des haricots, pois et lentilles, en fait des aliments d'une haute importance pour la classe ouvrière, et qui peuvent, jusqu'à un certain point, remplacer la viande, en raison de l'albumine, de l'amidon et des sels qu'ils contiennent. Ces sels sont les mêmes que ceux qui se trouvent dans le sang.

## § 5

### Du meilleur mode de cuisson
#### des légumineuses

La meilleure eau pour la parfaite cuisson de toute espèce de légumes est l'eau de pluie, parce qu'elle se rapproche le plus de l'eau distillée, qui est exempte de tous sels. — A défaut d'eau de pluie, on fait usage d'eau de rivière ou de fontaine reconnue moins séléniteuse que l'eau de puits. Toutes les eaux qui tiennent en dissolution des sulfates, carbonates et phosphates de chaux ou de magnésie, sont impropres à une bonne cuisson. L'eau de puits est dans ce cas. Beaucoup de cuisinières qui se servent de cette eau, après avoir fait bouillir deux heures des haricots, lentilles ou pois secs, se plaignent de leur dureté et en attribuent la cause à la mauvaise qualité de ces graines. Elles se trompent ; l'explication suivante les fera revenir de leur erreur.

Lorsqu'on fait cuire ces légumineuses dans une eau chargée de sels de chaux ou de magnésie, voici ce qui se passe : pendant l'ébullition la chaux s'unit à la légumine et la change en un corps dur ; l'albumine se coagule, se durcit, le ligneux se parchemine, de telle sorte que ces graines sortent dures de l'eau bouillante ; il n'y a que l'amidon et la dextrine qui aient été attaqués ; tandis qu'avec de l'eau de pluie, trente à quarante minutes suffisent largement pour une cuisson complète.

On ne doit jamais jeter l'eau dans laquelle on a fait cuire les légumineuses, parce que cette eau contient une assez notable quantité de légumine dissoute ; cette eau peut servir à préparer les sauces qui accompagnent ces mets ou des soupes, dont la valeur nutritive est désormais constatée.

L'indigestivité et la flatulence, généralement attribuées aux haricots, pois et lentilles, n'existent que dans leurs enveloppes ; lorsqu'on a la précaution de les décortiquer ou de les écraser, de les faire passer à travers les trous d'une passoire, la purée qu'on obtient n'a rien perdu de ses principes nutritifs et peut être digérée par les estomacs les plus délicats.

# CHAPITRE XI

## PATISSERIES

Terme générique comprenant tous les genres de mets ayant pour base la farine de froment travaillée en pâte, avec du beurre ou de la graisse, des œufs, de la crème ou du lait, etc.

En principe, plus une pâte est grasse, plus elle est lourde et conséquemment indigeste. Les croûtes de pâté, les galettes, les crêpes épaisses et autres analogues suant le beurre sont dans ce cas. Au contraire, plus une pâte est levée et légère, plus elle est facile à digérer.

Cet ouvrage n'étant point un livre de cuisine, nous nous bornerons à de simples indications.

Le premier genre de pâtisserie comprend les pâtés de viandes, qu'on distingue en pâtés chauds et pâtés

froids. La cuisine française, si féconde en préparations appétissantes, offre une longue liste de pâtés
où chacun peut choisir selon son goût :

Pâtés à la financière,
— à la bourgeoise,
— à la Reine,
— au jus.
Pâtés au hachis de veau et jambon,
— au poulet désossé,
— au gibier.
Tourte vol-au-vent,
— au godiveaux.
Pâté de lièvre,
— de chevreuil,
— de venaison, etc., etc.

Voici les noms de quelques localités renommées
par l'excellence de leurs pâtés froids :

Pâtés de perdreaux rouges, de Périgueux,
— de cailles, d'Orléans,
— d'alouettes, de Pithiviers,
— de canards, d'Amiens,
— de bécasses, de Boulogne-sur-Mer,
— des quatre gibiers, de Chartres,
— d'ortolans, de Gascogne,
— de merles, de Corse,
— de pluviers dorés, de Montreuil,
— de bécasseaux, d'Abbeville,
— de faisans, de Bohême,
— de pluviers-guignards, de Beaugency,
— de dindonneau désossé, de Lyon,
— de noix de veau, de Rouen,
— de filet de biche, du Palatinat,
— de foie gras, de Strasbourg,
— de saumon, de Marseille,
— d'esturgeon, de Murat.
Pâtés en terrine,
— en timbale.
Pâtés de chasse,
— de légumes, etc., etc.

La pâte épaisse et grasse de ces pâtés, imparfaitement *frasée*, est très-lourde ; elle pèse sur l'estomac
où elle reste longtemps sans être délayée par le suc
gastrique. Les personnes robustes, se livrant aux
travaux physiques, peuvent digérer ces croûtes de
pâtés dont les parois intérieures ne sont point
cuites ; mais les personnes sédentaires ou adonnées
au travail de cabinet, les femmes délicates, les jeunes enfants devront s'en abstenir, sous peine de
digestion laborieuse et même d'indigestion.

Les garnitures des pâtés, c'est-à-dire les viandes,
gibier, poissons, dont on garnit leur intérieur, ont
les mêmes propriétés que les ragoûts, les viandes
braisées, étouffées ou fricassées ; on doit néanmoins
en manger modérément, parce que ces garnitures où
dominent le lard et le jambon sont indigestes, malgré les épices dont on les a largement assaisonnées.

Plus d'un lecteur dira avec un sourire d'incrédulité : — Dans l'hypothèse d'une indigestion, il me
faudra donc ne plus manger de pâtés dont je suis
friand ? Bah ! c'est une plaisanterie. — Non, répon-
drai-je, on ne vous défend point de manger du pâté
que vous aimez ; seulement, comme il est sage d'être
sobre en toutes choses, c'est ici le cas de pratiquer
ce précepte : mangez la croûte du pâté si vous la di-
gérez bien ; mais, modérément, car, je le répète, elle
est lourde et fatigue l'estomac. Un estomac fatigué

ne fonctionne plus aussi bien qu'avant et devient, parfois, une des amertumes de la vie.

## SECTION I

### GATEAUX. — PATISSERIES AU SUCRE

Le grand nombre et la variété des gâteaux, des pièces montées de toutes dimensions, de toutes formes, qui se pressent aux étalages des pâtissiers parisiens, témoignent de leurs talents d'artistes. Aucune capitale n'offre un luxe de pâtisseries appétissantes égal à celui de Paris ; mais, aussi, nulle part les indigestions de gâteaux sont aussi fréquentes... chez les enfants. — L'énorme consommation de gâteaux qui s'y fait est presque incroyable.

Parmi les gâteaux dont il faut user sobrement, nous citerons la *galette*, faite de pâte au beurre feuilletée, mal cuite le plus souvent, dont la modicité du prix attire la foule des consommateurs.

La *brioche*, aimée de tous, mais dont la composition est lourde pour les estomacs délicats, à plus forte raison pour les convalescents. Ce gâteau se manutentionne avec parties égales de farine et de beurre, plus une douzaine d'œufs battus, jaunes et blancs ensemble, pour 500 grammes de farine. Lorsque la pâte est bien liée, on y ajoute la levure et, après l'avoir exactement incorporée, on laisse reposer pendant douze heures. Ce temps écoulé, on façonne la brioche et on la fait cuire au four. Ce gâteau, pour être bien réussi, exige une certaine habitude ; mal réussi, il est des plus indigestes. Dans cette catégorie se trouvent encore :

Les gâteaux dits de plomb ;

Les gâteaux au lard, au fromage ;

Les gâteaux d'amandes, les nougats.

Les plumpudings, faits avec de la farine, de la graisse de bœuf, des raisins de Corinthe, du vin de Malaga et de l'eau-de-vie, sont des mets à l'usage des estomacs robustes.

Ce n'est point dire qu'on doive strictement s'abstenir des gâteaux sus-nommés, qui font les délices de beaucoup de personnes ; mais nous les signalons comme nécessitant un travail *actif* de l'estomac pour les bien digérer. Nous faisons observer aussi que ce travail *actif*, pour les estomacs faibles, devient une digestion laborieuse, longue et souvent imparfaite, ce qui implique une grande modération dans leur usage.

## § 1

### Pâtisseries sucrées

Ce genre de pâtisseries dépasse de beaucoup, en nombre et en variétés, le genre précédent. On les distingue en *gâteaux d'entremets*, qui se font à la maison, et *gâteaux de pâtissiers ;* ces derniers varient pour la forme et la composition, selon le talent du préparateur. Ici, nous répéterons l'axiome : plus la pâte est légère de beurre ou de graisse, plus elle est levée et bien cuite, moins elle est indigeste.

La cuisinière conditionne, avec succès, les gâteaux de riz, de semoule et les petits pots à la crème aromatisée, qui conviennent à tous les estomacs. Les flans, gaufres, brioches au sucre, crèmes à la fleur d'oranger, à la vanille, etc., sont aussi du ressort de l'office.

Les nombreux gâteaux qui sortent des fours du pâtissier ont un cachet particulier : ils sont remarquables par l'élégance de leurs formes, leur délicatesse et les divers éléments de leur composition. Plus d'un promeneur et surtout d'une promeneuse s'arrêtent devant le séduisant étalage des pâtissiers en renom de la capitale, pour en admirer la richesse, et très-souvent entrent dans le magasin pour acheter la pièce qui a attiré leur attention, réveillé leur gourmandise. Il serait difficile de dénommer tous les gâteaux qui se fabriquent à Paris, depuis le simple gâteau jusqu'à la pièce montée magistrale ; nous donnerons simplement, pour la satisfaction de quelques-uns de nos lecteurs, la liste des gâteaux les plus connus, en commençant par les plus simples :

## § 2

Biscuits simples,
— soufflés,
— souf. aux confitures,
— à la cuiller,
— à la confiture,
— fondants,
Patiences,
Langues de chat,
Grissini au beurre,
— au sucre,
Croquets longs et plats,
Briquets,
Barquettes,
Biscottins,
Choux,
Echaudés,
Craquelins,
Petits fours de toutes formes,
— au beurre,
— au sucre,
Macarons,
Massepains ordinaires,
— à la vanille,
— à l'orange,
— a la violette, etc.
Meringues,
Gâteaux meringués,
Talmouses,
Babas,
Madeleines,
Tartes à la frangipane,
— à la crème,
— aux fruits,
— aux confitures,
Savarins,
Éclairs au café,
— au chocolat,
Petits fours glacés,
— aux confitures,
Les tartelettes en tous genres,
Biscuits de Savoie simple.
— composé,
St-Honoré
Religieuse } à la crème fouettée.

## § 3

## Pièces montées

Ces pièces, construites avec de la gomme et du
sucre travaillé, représentant des vases, des édifices
gothiques, des châteaux à tourelles, des portiques,
des temples, etc., sont plutôt faites pour la vue que
pour la bouche, et particulièrement pour donner au
public une haute idée du savoir-faire de l'artiste.

9.

## CONCLUSION

Si les pâtisseries au sucre, autrement dits les gâteaux sucrés, sont moins indigestes que les pâtisseries grasses, en raison du sucre qui, se mélangeant au beurre, rend ce dernier plus facile à être digéré ; il n'est pas moins vrai que les personnes délicates, sédentaires, les sujets convalescents et les vieillards devront user de prudence en ne mangeant que fort peu de toute espèce de gâteaux. Le pain bien levé, bien cuit, la biscotte de Bruxelles, la tartine de pain grillée, valent infiniment mieux, pour leur santé, que les gâteaux les plus légers en apparence et les plus renommés.

# CHAPITRE XII

## ALIMENTS NON AZOTÉS

### OU HYDROXYCARBONÉS

---

### LES CORPS GRAS

Cette classe comprend tous les corps gras : — huiles, graisses et autres substances similaires, composées d'hydrogène, d'oxygène et de carbone. — Les légumes herbacés appartiennent aussi à cette classe.

Les principes des graisses sont : l'OLÉINE, la MARGARINE et la STÉARINE.

L'*oléine*, qui forme la plus grande partie des corps gras, ne se solidifie que très-difficilement.

La *margarine*, dépouillée de son hydrogène, se solidifie en cristaux nacrés.

La *stéarine*, plus dense que ses deux connexes, est utilisée pour la fabrication des bougies.

La combinaison des huiles et graisses avec un alcali (*la potasse et la soude*) donne lieu à une décomposition : leur hydrogène et leur carbone se combinent avec l'eau pour former la *glycérine*, et la plus grande portion de l'huile qui a conservé son oxygène, devient un acide gras, communément appelé *savon*. — Le résultat de cette combinaison est la transformation de l'oléine en acide oléique ; de la margarine en acide margarique et de la stéarine en acide stéarique.

Il existe quelques autres substances, telles que le sucre, l'amidon et la dextrine, formés, en grande partie, d'hydrogène, d'oxygène et de carbone, qui se transforment en graisse, par le travail de la digestion. — Sous l'action combinée de la salive, du suc gastrique, de la bile, du fluide pancréatique et du mucus intestinal, l'amidon et la dextrine sont changées en sucre ; — le sucre se transforme bientôt en acide lactique et celui-ci se change en *acide butyrique*, dernière transformation des substances amylacées, qui s'opère dans le tube digestif, vraie cornue vivante.

## SECTION I

### LES LÉGUMES (1)

Dans cette classe sont rangées toutes les plantes vertes comestibles : choux, épinards, oseilles, salades, etc. — Toutes les racines : carottes, salsifis, betteraves, etc. — Les tubercules : pommes de terre, patates, truffes, topinambours, etc.

Les légumes verts contiennent, en poids, les neuf dixièmes d'eau ; dans le dernier dixième, l'analyse chimique découvre les principes suivants : cellulose, amidon, dextrine, traces d'albumine, des sels de chaux, de potasse, de soude et de magnésie, etc., et des acides particuliers à chaque légume : acides malique, oxalique, lactique et butyrique.

La *cellulose* ou partie du ligneux qui compose l'enveloppe des végétaux, ne possède que peu ou point de sucs nutritifs. C'est cette substance qui rend certains légumes indigestes et flatulents. — La *dextrine*, l'*amidon* et les sels sus-nommés concourent à la formation des graisses et sels que renferme le sang. — Les *acides* servent à faciliter la dissolution, dans l'estomac, des matières albumineuses de la viande.

(1) Dans les classifications modernes, le nom de *légumes* a été donné aux végétaux frais qui ne contiennent qu'une minime quantité de matière azotée, pour les distinguer des *légumineuses* qui, à l'état sec, offrent des quantités notables d'azote.

Chez tous les peuples civilisés, on retrouve l'usage, dans les repas, d'entremêler les viandes aux légumes; cet usage instinctif est conforme à l'explication chimique. En effet, dans tous les légumes et fruits, il existe généralement un acide et des sels qui aident à la dissolution de la matière albumineuse des viandes, dans l'estomac, et qui passent dans le sang où ils conservent encore leur action dissolvante sur l'albumine et la fibrine de ce fluide.

Les matières azotées et les matières grasses n'existant qu'en trop faible proportion dans les légumes aqueux, il en résulte qu'une alimentation entièrement végétale ne répare qu'imparfaitement les pertes du sang qui distribue la vie et la force à nos organes. Alors, le système musculaire reste faible, l'activité fait défaut; le cerveau lui-même participe à cette indolence du corps. Jetez un coup d'œil sur les peuples condamnés par la misère ou le climat à une nourriture, en grande partie, végétale; vous le verrez courber docilement la tête sous la volonté d'un despote. — Les peuples qui se nourrissent de viande et de légumes possèdent la force musculaire et l'activité. Les hommes se font remarquer par leur énergie physique et morale; ils s'enorgueillissent, avec raison, d'être des citoyens libres; et si, par des bouleversements politiques, cette liberté si chère leur est ravie, de ce jour ils combattent, sans relâche, pour la reconquérir, et leurs efforts sont presque toujours couronnés de succès. De là, les révolutions, les changements de gouvernement.

§ 1

Selon leur composition chimique, leur verdeur ou leur maturité, les légumes possèdent, à divers degrés, des propriétés alimentaires, excitantes, tempérantes, adoucissantes, laxatives, apéritives, etc.

Les propriétés alimentaires des légumes dépendent des principes azotés qu'ils contiennent (*albumine soluble*), et des principes *hydroxycarbonés*, c'est-à-dire hydrogène, oxygène et carbone, dont les matières grasses et sucrées des végétaux sont formées : truffes, champignons, pommes de terre, raves, topinambours, etc.

Les propriétés excitantes, stimulantes, proviennent des huiles essentielles que renferment certaines plantes, exemple : l'ail, l'oignon, le persil, la moutarde, le cresson, le raifort et autres végétaux aromatiques.

La saveur piquante, brûlante de ces plantes et racines aromatiques est surpassée par celle de l'ail et du piment, vulgairement appelé *poivre rouge,* quand il est parvenu à maturité ; mais alors sa saveur est caustique. — L'huile essentielle de la plupart de ces *végétaux excitants* est composée d'hydrogène, de carbone, de soufre et de traces de phosphore. Ils contiennent en outre les mêmes acides qu'on trouve dans les autres légumes ; tels qu'acides malique, tartrique, citrique et oxalique.

Les propriétés émollientes, tempérantes et adoucissantes des plantes sont dues à leurs principes aqueux, mucilagineux, gommeux, amylacés : les gelées végétales, les fécules, tapioca, arowrot, sagou, salep, dattes, figues, jujubes, etc.

Les propriétés laxatives ou relâchantes proviennent d'acides, particuliers à tel ou tel fruit, qui excitent doucement la membrane muqueuse intestinale, sans l'irriter, et provoquent une sécrétion plus abondante de mucosités : pruneaux, manne, casse, tamarins, etc.

Ces légumes et fruits n'ont, par eux-mêmes, qu'une faible valeur alimentaire : mais, étant alliés aux viandes, ils deviennent très-favorables à la santé ; car ils tempèrent la trop grande densité d'un sang que produirait une nourriture exclusivement animale, et lui conservent sa fluidité normale.

## SECTION II

### LES POMMES DE TERRE

Dans la classe des légumes dont nous venons de

parler, deux se distinguent par l'énorme consommâ-tion qu'on en fait journellement : les pommes de terre et les raves. Si l'usage de ces deux légumes est devenu si fréquent et si général dans les classes ou-vrières, il a bien fallu qu'elles y trouvassent plus de matières nutritives que dans les autres légumes. La pomme de terre et ses variétés sont trop connues pour en faire la description ; nous en donnerons simplement l'analyse.

### Analyse des pommes de terre

| | |
|---|---|
| Matière azotée. | 1,»» |
| Amidon. | 20,50 |
| Matière grasse. | »,50 |
| Matière sucrée. | 1, » |
| Cellulose. | 1,40 |
| Soude, potasse et autres sels. | 1,60 |
| Eau. | 74, » |
| | 100,00 |

## Batate

vulgairement appelée *Patate*, ou Pomme de terre sucrée.
Famille des convolvulacées.

Plante alimentaire, à racines tubéreuses, originaire de l'Inde, où le peuple en fait une grande consom-mation. Importée en France vers la fin du dernier siècle, on a fini par l'acclimater dans nos départe-ments méridionaux.

La batate croît sous terre, comme la pomme de

terre ; au lieu d'être ronde, elle affecte la forme allongée semblable à une grosse racine. Sa pulpe, qui contient une quantité considérable de sucre, est excellente pour les entremets sucrés ; elle se digère facilement et nourrit davantage que la pomme de terre. Pourquoi donc son usage n'est-il pas aussi répandu que celui de la pomme de terre ?... C'est parce que sa qualité sucrée s'oppose à son emploi dans les ragoûts de viande et dans les garnitures.

La batate se prépare au beurre, à la crème, en flan ; on fait avec de délicieux beignets et de délicates frangipanes. Les gâteaux de purée de batate faits avec des œufs sont supérieurs aux gâteaux de riz et de pomme de terre. Il serait à désirer qu'on en vulgarisât l'usage dans la classe pauvre, ainsi qu'on le fit autrefois pour la *Parmentière*.

## Topinambours

Cette plante, originaire du Brésil, s'élève sur une tige élancée, comme l'*élianthe* ou soleil, et se couronne d'une fleur à peu près semblable, mais moins large. Ses racines produisent huit à dix tubercules de moyenne grosseur, et qui, étant cuits à l'eau, ont un goût d'artichaut à s'y méprendre, et sont très-bons à manger. On les prépare de même que les artichauts, au gras, au maigre, en garniture, etc. ; frits dans le beurre ils sont délicieux pour les personnes qui aiment le goût d'artichaut.

C'est à tort qu'on a accusé le topinambour d'être flatulent et indigeste. Sa pulpe moelleuse et sucrée ne saurait, en aucune façon, irriter ou fatiguer l'estomac et l'intestin. Non-seulement il se digère bien, mais il nourrit plus que la pomme de terre et l'artichaut ; son analyse chimique par M. Payen en fournit la preuve :

Albumine,
Matière gélatineuse azotée,
Matières grasses,
Substance animale analogue à l'osmazôme de la viande,
Matière résineuse,
Sucre,
Sels de potasse et de chaux.

D'après cette analyse, le topinambour serait un des végétaux les plus riches en sucs nourriciers. Il serait donc à désirer qu'on en propageât la culture dans nos départements, afin que la classe ouvrière qui se sature, tous les jours, de pommes de terre, pût les alterner avec le topinambour ; elle y trouverait deux avantages : l'un de varier sa nourriture, l'autre d'absorber plus de matière azotée qu'avec la pomme de terre,

## SECTION III

Nous comprenons sous ce titre quelques plantes, à racines comestibles, des plus usuelles dans notre pays.

### Raves, Radis, Raiforts, Navets

La **Rave,** de la famille des *crucifères*, nous a, dit-on, été apportée de Chine et du Japon. Elle est aujourd'hui cultivée, avec succès, dans plusieurs départements de France, et rend de grands services à la classe pauvre. Les trois variétés suivantes sont le plus en usage :

La *Rave ronde* et *plate*, à peau violacée ou blanche, à saveur piquante, à l'état cru, est très-sucrée lorsqu'elle est cuite ; c'est cette variété que les Auvergnats et les Limousins mangent abondamment pendant une partie de l'année.

La rave contient beaucoup de matières sucrées, peu de matières grasses, une quantité notable de potasse, de l'amidon, peu d'albumine et des traces de nitrate de potasse ; ce dernier sel expliquerait son action diurétique.

2ᵉ *Variété.* — **Radis,** rose, rouge ou violet, à racine longue ou courte ; ces radis se mangent crus, comme hors-d'œuvre ; ils exigent un estomac robuste, fonctionnant bien. Leur digestion est difficile et occasionne des renvois, quelquefois des maux de tête aux personnes qui en abusent. Les estomacs faibles, les convalescents et même les gens à occupations sédentaires doivent strictement s'en abstenir.

3e *Variété.* — **Radis noir,** ou gros raifort, contient un principe âcre piquant ; il est encore plus indigeste que le précédent, et ne peut être mangé que par les individus adonnés aux travaux physiques.

Ces trois variétés de raves ou raiforts, ont la chair blanche et cassante, à leur point de maturité ; passé ce temps, elle devient filandreuse et spongieuse, et n'est plus comestible. Nous le répétons, toutes sont flatulentes, longues à digérer et provoquent des renvois. Les jeunes et bons estomacs seuls peuvent s'en accommoder, mais les personnes sédentaires ou d'un âge avancé, doivent les rejeter de leur alimentation.

**Navet**, de la famille des crucifères, genre chou. — Le navet est un aliment sain et agréable au goût ; on peut le manger seul ou ajouté aux viandes. Sa consommation à Paris est considérable. On le prépare au jus, au sucre, au beurre, à la crème, au gratin ; mais c'est surtout en le mariant aux viandes qu'il est très-apprécié : un canard aux navets, des côtelettes, un rôti aux navets, trouvent beaucoup d'amateurs.

Les meilleurs navets se cultivent à Freneuse, Martot, Saulieu, Meaux, Vaugirard, etc... Le navet jaune long est le plus délicat; tous ont une chair fine, aqueuse et sont d'un emploi fréquent dans les ragoûts.

Le navet cuit, quoique un peu flatulent, se digère assez bien; mais il ne faut point en faire excès. Il passe pour augmenter le lait des nourrices; on l'a aussi recommandé comme adoucissant dans les irritations de poitrine.

## Carottes, Betteraves, Salsifis

La **Carotte,** de la famille des *ombellifères,* s'offre sous deux aspects, la rouge et la jaune, qui elles-mêmes se divisent en plusieurs variétés : la rouge pâle, la jaune blanche, la longue, la courte, etc. D'après les connaisseurs, les plus estimées sont celles de *Créci* qui figurent dans les *potages* dits à la *julienne.*

Cette racine est, ainsi que l'oignon, d'un très-fréquent emploi dans notre cuisine; elle est même indispensable à la préparation des jus, sauces et assaisonnements. Mais elle peut aussi se produire seule dans certains plats, comme les carrottes à la maître d'hôtel, à la ménagère, à la flamande, au gras, au maigre, au sucre, glacées, etc.

La carotte est peu nourrissante; son principe

sucré la classe dans les aliments *adipogènes*. Les fibres dures de son parenchyme se digèrent mal, et on les retrouve toujours par petits fragments dans les déjections anales. — Les estomacs faibles doivent s'en abstenir.

La **Betterave,** de la famille des *chénopodées*, comprend plusieurs variétés, dont la rouge et la blanche sont les plus employées. Elle s'apprête de plusieurs manières ; c'est ordinairement à l'huile et au vinaigre ou en salade, et sous forme d'assaisonnement qu'on l'utilise. L'abondance de sa matière sucrée la rend plus nourrissante que la carotte ; mais elle est fade, se digère laborieusement et se classe dans la série d'aliments *adipogènes* qui font la graisse.

Personne n'ignore que la quantité considérable de matière sucrée qu'elle fournit, a donné naissance à la grande industrie de la fabrication du sucre de betteraves, qui est une des richesses de notre pays. L'énorme consommation du sucre indigène dépasse aujourd'hui celle du sucre de cannes.

. La betterave contient aussi de la fécule et donne de l'alcool par la distillation.

**Salsifis, Scorsonères,** de la famille de *chicoracées*. — Ces racines sont une ressource pour la saison d'hiver où les légumes frais font défaut. Elles se prêtent à diverses préparations culinaires plus ou moins agréables, selon l'habileté du cuisinier; elles nourrissent peu, mais se digèrent assez bien.

## SECTION IV

### LÉGUMES HERBACÉS

Le groupe de ces légumes comprend un assez grand nombre de plantes que cet opuscule ne permet pas de décrire; nous ne parlerons que des légumes les plus usuels.

**L'Asperge,** famille des *asparaginées*. Ce légume, un des plus estimés du groupe, serait aussi le plus riche en substances nutritives, ainsi que le prouverait sa composition chimique :

Albumine ⎫
Asparagine ⎬ Matières azotées,
Fécule ⎫
Mannite ⎬ Matières sucrées,
Chlorophile — matière colorante verte,
Acide malique,
Sels divers.

L'asperge, de digestion facile, appartient à l'alimentation douce et calmante. On la mange à l'huile et au vinaigre, en sauce blanche, à la crème, en ragoût et en omelette de pointes d'asperges, en petits pois, aux œufs brouillés, etc. On prépare aussi avec les pointes des asperges dites *vertes*, un sirop qui passe pour un des meilleurs calmants des irritations du cœur.

L'asperge communique à l'urine une odeur fétide, que quelques gouttes de thérébentine, jetées dans le vase nocturne suffisent pour changer en odeur de violette.

Plusieurs médecins ont prétendu que l'usage continué des asperges produisait de très-bons effets sur les graveleux. C'est possible, car, en médecine, ce qui fait bien à l'un peut nuire à l'autre. Pour mon compte, je dois avouer que j'ai connu des graveleux qui ont été forcés, à leur grand regret, de se priver d'asperges, pour cause d'aggravation de leur maladie.

## Les artichauts

De la famille des *synanthérées-flosculeuses*. On compte quatre variétés d'artichauts : le blanc, le vert, le rouge, et le violet; c'est ce dernier que l'on préfère.

Les artichauts de *Laon* et de *Lille* jouissent d'une renommée justement méritée; ils atteignent parfois un volume considérable. On les expédie sur Paris, depuis le mois de juin jusqu'en septembre, où il s'en fait une énorme consommation. On les accommode au gras, au maigre, en salade, frits, à l'espagnole, etc. C'est un des légumes qui fait le mieux briller le talent du cuisinier.

Les culs d'artichauts, ajoutés à une fricassée de poulet ou dans un pâté chaud, produisent un excellent effet. Mangés *crus*, à l'huile et au vinaigre, ils sont indigestes pour les estomacs faibles et les personnes sédentaires ; *cuits*, ils se digèrent facilement. On leur attribue des propriétés diurétiques et aphrodisiaques, probablement à cause de l'acide tannique et de l'azotate de potasse qu'ils contiennent.

## Choux

Le **Chou** appartient à la famille des *crucifères* : parmi ses nombreuses variétés, on en distingue six principales :

**Chou** *vert*, à grosses côtes.
**Chou** *blanc*, cabus ou pommé.
**Chou** *commun* ou de Milan.
**Choufleur.**
**Choux de Bruxelles**, etc.

Ce légume, quoique peu nourrissant, indigeste et flatulent, est d'un usage fort répandu, surtout dans la classe ouvrière pour les soupes journalières. — Un habile cuisinier sait en tirer parti pour varier ses potages, et ses garnitures. Une culotte de bœuf, une perdrix sur un matelas de choux, ne sont pas à dédaigner ; une andouille aux choux a aussi son mérite.

## Choucroûte

Mot francisé venant de l'allemand *Sauer Kraut*, qui signifie chou fermenté ; voici comment se fait cette préparation :

Le chou blanc est taillé, au moyen d'un couteau pour cet usage, en tranches aussi minces que possible, à la manière des feuilles de tabac. A mesure qu'elles sont coupées on les place dans un tonneau et lorsqu'elles atteignent la hauteur de 15 centimètres, un homme, aux pieds bien lavés, entre dans ce tonneau et en opère le foulement, ainsi que cela se pratique pour la vendange. L'homme étant sorti du tonneau, on saupoudre de sel et de baies de genièvre, la couche de choux nivelée. On recommence et l'on continue la même opération, jusqu'à ce que le tonneau soit rempli. Alors, on le couvre et, par-dessus le couvercle, on place plusieurs poids. — Au bout de quelques jours la fermentation s'empare de la masse ; on enlève chaque jour l'écume jusqu'à son épuisement et vers la fin de la cinquième semaine, la préparation de la choucroûte est achevée. La fermentation a développé dans la masse les acides lactique et butyrique qui, secondés par un riche contenu de sels de potasse et de soude, ont neutralisé les qualités nuisibles du chou et, d'un aliment indigeste, en ont fait un aliment facile à digérer.

Les **épinards**, famille des *chénopodées*, est, pense-t-on, originaire de Perse ; cette plante fut apportée en France vers la fin du xviiie siècle.

On en cultive aujourd'hui quatre variétés ;

La première à petites feuilles lancéolées ;

La seconde à petites feuilles rondes ;

La troisième à graines piquantes et à très-larges feuilles ; on les nomme épinards d'Angleterre.

La quatrième variété est dite épinards de Hollande ; ses feuilles sont aussi larges, à peu de différence, que ceux d'Angleterre, mais ils sont moins estimés.

Les épinards sont riches en sel de potasse et très-pauvres en principes alimentaires ; mais ils sont un bon excipient des jus, sauces, beurre, crème, sucre, etc., avec lesquels on les prépare ; de cette manière ils deviennent nutritifs, non par eux-mêmes, mais par les substances assimilables dont ils sont chargés.

Les épinards se préparent au jus, au gras, au maigre, à la crème, etc., on en fait des potages, des tourtes, des rissoles ; mélangés à l'oseille, ils en atténuent l'acidité. Enfin, ils sont d'une grande utilité dans les irritations d'estomac et d'entrailles, comme calmants et rafraîchissants ; ils ne conviennent pas dans la débilité de ces organes. — Cuits à l'eau et au beurre, ils glissent dans le canal intestinal et rendent la défécation facile ; on leur a donné, dans cette circonstance, le nom de *balai de l'estomac.* C'est pourquoi on

les conseille aux tempéraments nerveux, bilieux, mé-
lancoliques, sujets à des constipations opiniâtres.
Cette propriété laxative leur vient sans doute du sulfate de potasse qu'ils contiennent en assez forte proportion.

Leur analyse chimique donne :

Albumine (des traces seulement),
Amidon et matière grasse (très-peu),
Acides malique et oxalique,
Sel de potasse (quantité notable),
Cellulose,
Matière colorante verte, nommée *Chlorophyle*,
Eau, les 9/10ᵉ du tout.

La **Bette** ou poirée, le *tétragone*, la *chicorée*, la
*laitue* et beaucoup d'autres plantes indiquées dans
notre *hygiène alimentaire* peuvent se manger en remplacement d'épinards, et comme eux sont pauvres
en matières assimilables.

**L'oseille,** de la famille des *polygonées*. On cultive
plusieurs variétés d'oseille ; la meilleure est l'oseille
à longues feuilles, beaucoup moins acide que les variétés à feuilles rondes et courtes ; c'est de *l'oseille
dite sauvage*, très-acide, qu'on extrait le sel vulgairement nommé *sel d'oseille*, et en chimie *bi-oxalate de
potasse*.

L'oseille comestible rend de nombreux services au
point de vue alimentaire et médicinal. — Elle entre
dans la composition des bouillons aux herbes, des

10.

sucs d'herbes, etc. — Comme aliment elle est rafraîchissante, laxative et débilitante ; son acide est un
bon dissolvant de la partie albumineuse des viandes,
et en favorise la digestion.

Les préparations culinaires de l'oseille se rapprochent de celles des épinards : — au gras, au maigre,
en potages, en garnitures, elle est le matelas obligé
du fricandeau classique. Une purée d'oseille sur laquelle on a semé des œufs, cuits demi-durs, coupés
en deux, et entourée d'un chapelet de croûtons frits
dans le beurre, est un entremets généralement estimé.

On cultive une variété d'oseille qualifiée d'*épinard-
patience*, plante robuste et vivace, à feuilles longues
de 30 à 40 centimètres, moins acide que ses autres
variétés et d'un goût agréable ; sa pousse abondante
et vigoureuse, surpasse celle de l'épinard et de l'o-
seille. On devrait la propager pour en généraliser
l'usage.


SECTION V

**DES SALADES**

Sous cette dénomination générique sont comprises
toutes les plantes herbacées qui peuvent être mangées
crues, avec assaisonnement d'huile et de vinaigre,
sel, poivre ou moutarde, pour en relever le goût et

en faciliter la digestion. On y ajoute ordinairement différentes herbes aromatiques, telles que persil, cerfeuil, estragon, pimprenelle, ciboule, etc.

Chaque saison nous apporte ses salades ; le *printemps* nous fournit le pissenlit, la laitue hâtive et le cresson. — Vers le milieu d'avril commencent à se montrer les laitues pommées. — L'*été* produit les romaines de plusieurs sortes ; les laitues et d'autres encore. — A l'*automne* poussent les chicorées, la frisée et l'escarolle, plus dure que la première, et qui exige un estomac robuste. Le cresson reparaît pour servir d'entourage à différents mets. — L'*hiver*, saison très-pauvre en légumes frais, produit, à force de soins, les mâches, le céleri et une plante fort amère qu'on nommé *barbe de capucin*.

La salade est un aliment bienfaisant pour les estomacs robustes ; l'assaisonnement, composé de substances excitantes, en favorise la digestion. Mais, la salade est une crudité qui ne convient nullement aux personnes débiles ou convalescentes, puisque sa digestion exige, de la part de l'estomac et du premier intestin, un travail assez long. L'huile et le vinaigre, et les substances qui composent son assaisonnement irriteraient ou fatigueraient l'estomac de ces dernières, et donneraient lieu à une digestion laborieuse, avec les malaises qui l'accompagnent ordinairement. Donc, dans ce cas, mieux vaut s'en abstenir que de satisfaire un désir dont les résultats pourraient être nuisibles.

Ce que nous disons là de la salade, n'est point pour la proscrire, puisque nous admettons ses effets bienfaisants ; c'est tout simplement pour éveiller l'attention des personnes affligées d'un mauvais estomac, et les tenir en garde contre les crudités alimentaires.

*Nota.* — Il existe une loi très-remarquable entre les éléments du sol et le végétal, c'est *l'affinité*. Cette loi établit des rapports non-seulement avec les racines qui puisent dans la terre les sucs nourriciers, mais encore avec la plante entière.

Dans la semence, on trouve les sels de potasse de soude, de magnésie et des traces d'acide phosphorique.

Dans la tige, c'est le chlore, la chaux et la silice qu'on rencontre.

Les feuilles fournissent l'acide silicique, le sulfate de potasse et le carbonate de chaux.

## SECTION VI

Nous terminons ce chapitre par la description de deux produits de la terre, sur la formation desquels les botanistes et les naturalistes ne sont pas entièrement d'accord : les **truffes** et les **champignons**.

Ces deux cryptogames, dont les plus minutieuses recherches microscopiques n'ont pu découvrir les organes reproducteurs, ont beaucoup embarrassé les botanistes et les naturalistes. Deux opinions sont nées de cet embarras.

L'une qui range ces cryptogames dans le règne végétal, l'autre dans le règne animal.

Les partisans de la première opinion démontrent, par leurs découvertes microscopiques, que le tissu de ces cryptogames est formé d'un entrelacement de tubes capillaires cylindriques, entre lesquels on aperçoit de petites vésicules remplies d'un fluide reproducteur. Ce fluide ou séve étant pompé par l'extrémité poreuse des tubes capillaires, est versé dans le parenchyme des cryptogames pour en opérer la croissance.

Les partisans de la seconde opinion prétendent que ces vésicules semées dans le réseau filamenteux des tubes cylindriques, sont de véritables vésicules *blastodermiques*, autrement dit de petits sacs membraneux contenant les germes des embryons futurs. Chaque vésicule est un œuf, d'où doit sortir un nouvel être, semblable à celui qui l'a procréé. Les mêmes phénomènes génériques ont lieu chez les polypes, les zoophytes, etc. Selon ces naturalistes la truffe et le champignon prennent place aux derniers échelons du règne animal, avec les polypes; de même que pour ceux-ci, la reproduction s'opère au moyen d'une parcelle détachée du *corps-mère*. En d'autres termes, la truffe et le champignon seraient l'anneau intermédiaire, le point de jonction entre le règne végétal et le règne animal.

La composition chimique de ces deux aliments est, à peu de différence, la même. Ils fournissent une notable quantité de carbonate d'ammoniaque, lorsqu'on les soumet à la distillation sèche. —De leur décomposition putride se dégage l'ammoniaque pur ou carboné, spécial à la putréfaction des matières animales, tandis que l'azote hydrogéné, autrement dit l'ammoniaque, n'existe point dans la putréfaction végétale.

Malgré les raisons et faits allégués de part et d'autre, la question de savoir à quel règne appartiennent les truffes et les champignons n'est pas encore nettement résolue.

§ 2.

## Champignons

Parmi les chimistes qui ont analysé les champignons, nous donnerons les résultats obtenus par le savant Braconnot, qui s'est spécialement occupé des aliments et de leur digestion.

### Composition chimique des champignons •

Albumine, fongine (matières azotées),
Gélatine,
Matière sucrée,
Acides acétique, chlorhydrique, phosphorique,
Carbonate et sulfate de chaux,
Chlorure de soude,
Osmazôme, principe aromatique des viandes fourni par
   la fongine.

Cette analyse suffit pour démontrer l'analogie qui existe entre les champignons et les matières animales.

Si l'on comprend les champignons dans la série des légumes, leur valeur nutritive, d'après leur composition chimique, doit être supérieure à tous les végétaux de cette série. — On les accommode de toute manière : à la crème, au beurre, au gras, confits au vinaigre, en gratin au four, préparation fort estimée des amateurs; en un mot, ils sont la garniture obligée de beaucoup de mets délicats et appréciés. De même que les truffes, les champignons sont une des ressources de l'art culinaire. — L'hygiène recommande aux estomacs faibles de ne point en abuser, car ils appartiennent à la classe des aliments indigestes.

La famille des champignons se fait remarquer par le grand nombre et la variété de ses espèces; par la couleur et les formes, parfois bizarres, de ses indivi-

dus. On distingue les espèces en comestibles et en
vénéneuses ; mais, entre les bons et les mauvais
champignons, il existe souvent si peu de différence,
qu'il faut être connaisseur pour ne pas se tromper.
Ainsi, parmi les champignons *bulbeux* des prés et des
champs, il y en a de bons et de dangereux. — Le
champignon nommé *oronge vraie* est un manger délicat, tandis que la *fausse oronge*, qui lui ressemble à
s'y méprendre, est un violent poison. — On peut en
dire de même des *bolets*, des *mousserons*, des *mo-
rilles*, etc.; il en est qui offrent tous les caractères
des bons, et qui, néanmoins, sont fort dangereux. La
parfaite connaissance des bons et des mauvais champignons ne s'acquiert que par une longue habitude.
C'est pourquoi nous conseillons aux personnes qui
aiment à se régaler de ce *pseudo-végétal*, de ne faire
usage que des champignons visités par de vrais connaisseurs, et ce qui serait encore plus sûr, de n'accepter que les *champignons de couche;* ceux-là peuvent
se manger en toute sécurité.

Il existe plusieurs ouvrages spéciaux sur ces cryptogames, écrits par ; de savants botanistes nous engageons les amateurs de champignons à les consulter.

### § 1

Voici une bonne précaution à prendre, pour s'assurer si les champignons ne sont point vénéneux :

Faites cuire à l'eau, avec la moitié d'un oignon blanc, vos champignons épluchés; si la couleur de l'oignon s'altère; si elle passe au bleu ou au brun, c'est un signe que parmi les champignons, il y en a de dangereux; on doit les rejeter. — Si, au contraire, la couleur blanche de l'oignon n'a pas été altérée, on n'a rien à craindre, on peut les manger.

Un auteur, M. F. Gérard, donne, dans son ouvrage sur les champignons, le procédé suivant :

Coupez en deux les champignons et faites-les macérer, pendant deux heures, dans de l'eau fortement vinaigrée; lavez-les à l'eau fraîche au sortir de l'eau vinaigrée; faites-les cuire pendant douze à quinze minutes, et vous pouvez manger, en toute confiance, toutes sortes de champignons. — C'est possible, mais, selon nous, la précaution précédente offre plus de sécurité.

## § 4

## Premiers secours à donner

DANS L'EMPOISONNEMENT PAR LES CHAMPIGNONS

Le principe actif du champignon vénéneux est un poison âcre-stupéfiant.

Aux premières nausées que la personne éprouve,

la première indication est de provoquer *immédiatement* le vomissement au moyen de plusieurs verrées
d'eau tiède et du chatouillement de la luette. Ceci se
fait pendant qu'un des assistants court chez le phar- .
macien pour rapporter, le plus vite possible, la potion vomitive, dont suit la formule :

| | |
|---|---:|
| Emétique. . . . . . . . . . . . | 0,05 |
| Ipécacuanha. . . . . . . . . . . | 1,25 |
| Eau distillée. . . . . . . . . . . | 45,00 |

à prendre en deux fois.

Cette potion irrite moins l'estomac que l'émétique
seul. Si le remède a été administré avant la descente
des champignons dans l'intestin, ceux-ci seront ex-
pulsés par le vomissement et le calme se rétablira
peu à peu. Mais si plusieurs heures se sont écoulées
depuis l'introduction des champignons dans l'estomac, il est à supposer qu'ils sont descendus dans
l'intestin, c'est ce qu'annoncent ordinairement les
coliques, le gonflement du ventre, etc., etc. Alors,
on doit avoir recours aussitôt aux potions purgatives
avec le séné, le sulfate de soude, l'huile de ricin, et
aux lavements purgatifs.

Aussitôt qu'on a obtenu l'expulsion de la matière
vénéneuse, on administre les boissons émollientes,
mucilagineuses, gommeuses, émulsives (1); on calme

(1) Nous n'avons point parlé des boissons acides qui sont
souvent ordonnées, par cette raison que les acides dissolvent le

l'irritation des intestins par des cataplasmes émollients opiacés sur le ventre. — Cela fait, on laisse le malade se reposer et quelques jours de régime suffisent pour le ramener à la santé.

## § 5

## Les Truffes

De la même famille que les champignons, la truffe est encore plus mystérieuse dans sa reproduction. Les recherches faites par plusieurs grands botanistes pour découvrir les organes reproducteurs de ce cryptogame, sont restées stériles, et les essais tentés par divers horticulteurs pour les reproduire, n'ont donné que des résultats fort imparfaits.

Les truffes vivent sous terre, à la profondeur de dix à vingt centimètres. On en distingue cinq espèces ou variétés :

La **truffe** blanche ou de Barbarie;
—     blonde, peu parfumée;
—     grise, à odeur d'ail;
—     violâtre, à odeur de musc, et
—     noire, dont le parfum porte son nom.

principe actif vénéneux et que, dissous, il est plus facilement absorbable. On ne doit donner les acides que lorsqu'on est tout à fait sûr de l'expulsion des champignons par les selles.

C'est à cette dernière que la cuisine française donne la préférence.

Les truffes se trouvent éparses dans toutes les parties du globe; elles étaient connues et fréquemment employées chez les anciens Grecs et Romains. — De nos jours, l'usage des truffes est devenu presque général, dans les classes aisées de la société. Les plus estimées sont celles du Périgord, d'Avignon, d'Angoulême et d'Espagne. Les Cévennes, la Corrèze, l'Alsace et le Piémont en fournissent aussi d'excellentes, mais moins parfumées.

La grosseur et le poids des truffes varie depuis une noisette jusqu'à la plus grosse pomme de terre; — et du poids de quelques grammes jusqu'à plusieurs centaines de grammes. Les meilleures sont les moyennes.

L'art culinaire soumet la truffe à un grand nombre de préparations, dont le parfum flatte agréablement l'odorat : — au vin de Champagne, au court-bouillon, au gratin, en émincé, en sauté, etc., et comme riche assaisonnement à une foule de mets. C'est surtout à truffer les volailles, dont elle parfume la chair, qu'on emploie ce précieux tubercule : une poularde, une dinde truffées sont des mets recherchés des gourmets. L'arome de la truffe et la matière astringente qu'elle contient, ont la propriété de conserver, pendant plusieurs semaines, la volaille qui en est bourrée. Quant à ses qualités nutritives, elles sont analogues à celles du champignon, puisqu'elle appartient à la même famille ; de plus, elle l'emporte sur celui-ci par son arome qui, en excitant légèrement les nerfs de l'estomac, facilite sa digestion. C'est donc à tort qu'on l'a accusée d'être indigeste. Voici, du reste, l'opinion du professeur en gastronomie, Brillat-Savarin, qui avait pour lui la pratique, l'observation et l'expérience de cinquante ans :

« La truffe n'est point un aphrodisiaque positif, comme beaucoup l'ont répété ; mais, dans certaines occasions, elle peut rendre les femmes plus tendres et les hommes plus aimables... La truffe n'est nullement indigeste ; cette décision est fondée : 1° sur ce que la truffe est un aliment facile à mâcher et qui n'a en soi rien de dur et de coriace ; 2° sur nos observations depuis plus de cinquante ans qui se sont écoulés, sans que nous ayons vu, en indigestion, aucun mangeur de truffes ; 3° sur l'attestation des plus célèbres praticiens de Paris, cité très-gourmande et truffivore par excellence ; 4° enfin, sur la conduite journalière' de ces docteurs de la loi qui consomment plus de truffes qu'aucune autre classe de citoyens ; témoin le savant docteur *** qui en absorbait des quantités à indigérer un éléphant et qui n'en a pas moins vécu jusqu'à quatre-vingt-dix ans. »

Les preuves données par le spirituel auteur de la *Physiologie du goût*, nous paraissent concluantes, et nous nous rangeons à son avis.

La truffe est un aliment savoureux, parfumé, agréable et assez nourrissant ; seuls, les estomacs débiles et les convalescents devront, à son égard, user d'une grande sobriété ; mais les bons estomacs peuvent s'en régaler sans crainte, en évitant toutefois de suivre l'exemple du savant docteur... cité par Brillat-Savarin.

# CHAPITRE XIII

## LES FRUITS

En tête de ce chapitre nous plaçons les fruits de la famille de *cucurbitacées*, dont la plupart s'emploient comme légumes ; se mangent crus ou cuits, selon la préparation culinaire, en potage, en garniture, en hors-d'œuvre et en salades. Cette famille réunit un assez grand nombre de genres ; nous n'avons à nous occuper ici que de deux ; le genre concombre (*cumis sativa*) et le genre courge (*cucurbita*).

## § 1

## Le Concombre

Les fruits du concombre sont formés d'une pulpe aqueuse ; plus ou moins serrée, fade et rafraîchissante, dont le cuisinier tire parti pour les garnitures, entourages, mélanges et entremets. Les concombres cueillis jeunes et petits sont confits dans le vinaigre sous le nom de *cornichons;* employés comme assaisonnement et en petite quantité, les cornichons aident, par leur acidité, à la digestion des viandes; mais les estomacs irritables feront bien de s'en abstenir.

## Melons

Le **Melon** (du grec *melo*), du genre concombre, est originaire d'Asie; il se cultive en Europe depuis des milliers de siècles; les anciens Grecs et Romains en faisaient un fréquent usage. L'empereur Tibère s'étant passionné pour les melons, voulut qu'on lui en servît pendant tout le cours de l'année. On construisit, à cet effet, de grandes caisses vitrées, assises sur des roulettes, dans lesquelles on semait les melons et qu'on exposait au soleil en hiver.

En France, nos habiles horticulteurs ont créé, au moyen de l'hybridation, de nombreuses variétés de melons, qu'ils ont distingués en trois races.

### PREMIÈRE RACE

Elle comprend cinq variétés :

**Melon** de *Coulommiers,* forme oblongue à côtes saillantes, chair ferme.

**Melon** de *Honfleur*, également à côtes, plus fin que le précédent.

**Melon** de *Langeais*, chair rouge, délicate et très-sucrée.

**Melon** *maraîcher* ou *galeux*, forme ronde, sans côtes, écorce mince, rugueuse et brodée, il produit beaucoup, mais il est inférieur aux autres en qualité.

**Melon** *sucrin de Tours*, de petite dimension, très-estimé, chair ferme et savoureuse.

DEUXIÈME RACE

## Melons cantaloups

**Melon** de *Portugal*, à écorce verdâtre-foncée, chair très-savoureuse.

**Melon** des *carmes*, plus petit que le précédent, parfumé, délicieux.

**Melon** de *Siam*, forme aplatie, chair ferme, excellente.

**Melon** *Prescott*, fond blanc, est le roi des melons, le plus estimé de tous, par son parfum et la délicatesse de sa chair, c'est celui qu'on cultive, de préférence aux autres, aux environs de Paris ; la consommation des cantaloups est énorme, pendant les mois où ils donnent, et les indigestions sont assez fréquentes.

## Melons à écorce lisse

**Melon** de *Salonique* à peau jaunâtre, chair blanche, ferme et de très-bon goût.

**Melon** de *Tiflis* à peau mince, chair blanche plus fondante que celle du *Salonique*.

**Melon** de *Perse*, variété parfumée, chair exquise et très-sucrée.

**Melon** de *Malte*, possède à peu près les mêmes qualités que celui de *Perse*.

**Melon** *d'hiver*, forme allongée, écorce verte, mince, chair aqueuse et fade.

Ainsi qu'on vient de le lire, les melons, selon la race à laquelle ils appartiennent, sont plus ou moins riches en matière sucrée, en saveur et en parfums. Tous sont rafraîchissants, mais indigestes. On doit en être sobre, plusieurs exemples de morts, à la suite d'indigestions, causées par les melons, doivent mettre en garde les amateurs de ce cucurbitacé contre son abus. — L'empereur Claudius Albinus, le pape Paul II et tant d'autres imprudents moururent pour en avoir mangé avec excès.

L'expérience des faits et la prudence hygiénique recommandent aux sujets délicats, faibles de constitution, — aux hommes de cabinet, ou sédentaires par profession, — aux vieillards et aux convalescents, de s'abstenir de ce fruit lourd, froid, indigeste qui ne convient qu'aux gens robustes et aux individus adonnés aux travaux physiques. — Les médecins aussi, conseillent aux amateurs de melons de ne jamais les manger au dessert, de les arroser de quelques verres d'un vin généreux pour stimuler l'estomac et en faciliter la digestion.

Le **Potiron** (genre courge), originaire de l'Inde, comprend plusieurs variétés :

Le potiron jaune commun, ou citrouille, en botanique *cucurbita maxima*, acquiert parfois des dimensions monstrueuses et dont le poids atteint jusqu'à cinquante kilogrammes. La chair de la citrouille est d'un jaune pâle, fade, aqueuse et se dissout facilement dans l'eau bouillante, elle contient fort peu de matière nutritive, mais elle est rafraîchissante et relâchante.

Le **Giraumont** et ses sous-variétés, à chair jaune foncée ferme, ne se dissolvant pas dans l'eau bouillante, est excellent pour potage, purées, crèmes, entremets sucrés et peut même servir à la préparation de certains ragoûts. Il est justement considéré comme le meilleur, le plus usuel de son genre. Il a cependant un rival dans la *courge de Barbarie*, dont la chair délicate a aussi son mérite.

L'usage modéré du potiron, en soupe ou mélangé

à d'autres aliments, est très-favorable aux tempéraments bilieux et nerveux ordinairement constipés.
Cuit à l'eau et ajouté aux purées de pois, de lentilles et de haricots, il modifie leur sécheresse ; préparé à la crème et aux œufs sous forme de flanc,
il facilite les déjections alvines. On a quelquefois
accusé le potiron d'être indigeste, comme tous les
fruits de sa famille, mais cette accusation ne saurait
porter que sur l'abus.

Le **Patisson** ou *bonnet de prêtre*, *d'électeur*, de
même que la *courge fausse poire* ne s'emploient guère
que comme décoration.

La **Pastèque** ou *melon d'eau*, originaire du Levant,
est cultivée dans le midi de la France et se débite par
tranches ou par quartiers sur ses places et marchés.
Sa chair est rose ou rouge, d'une saveur sucrée, très-
aqueuse, se fondant en eau dans la bouche, d'où son
nom qualificatif. Elle est très-rafraîchissante, mais
il faut ne pas en abuser, car elle débiliterait le canal
digestif.

# CHAPITRE XIV

## LES FRUITS

Au point de vue des sensations qu'ils produisent sur les organes du goût, les fruits peuvent être distingués en *doux, acides* et *acerbes*. Mais cette distinction n'est pas rigoureuse, puisque les fruits, même les plus doux, contiennent un ou plusieurs acides ; et les fruits acides contiennent plus ou moins de matière sucrée. — L'acerbité dépend du tannin ou acide tannique qu'ils renferment en quantité notable.

### SECTION 1

#### FRUITS DOUX

Ces fruits contiennent plus de sucre que d'acide : les plus en usage, en France, sont :

Les Abricots, Pêches, Brugnons, Prunes, Pommes
et Poires douces, Cerises, Fraises, Framboises, Mûres,
Raisins, Figues, Dattes, Melons, Concombres, Pastè-
ques, etc.

## § 1

## Abricots

L'**Abricotier**, *Prunus armeniaca*, famille des rosacées, originaire d'Arménie, est acclimaté depuis longtemps dans les pays chauds et tempérés de l'Europe.
La fleur hâtive de l'abricotier est très-sensible aux
froids et demande à être garantie sous des paillassons,
contre les gelées blanches de mars, pour ne pas être
frappée de mort.

On compte plusieurs espèces d'abricots :

L'*Alberge*, cultivé en Touraine, — bon goût,
L'*Alexandrin*, cultivé en Provence, — excellent,
L'*Angoumois*, sa chair jaune est parfumée,
Le *Bruxellois*, chair ferme et parfumée,
Le *Nancy*, est plus léger, plus rafraîchissant,
Le *Hâtif*, musqué, — chair délicate.

On prépare avec la pulpe d'abricots des beignets,
des marmelades, des compotes, des pâtes délicieuses
venant d'Auvergne; on les confit dans l'eau-de-vie,
etc., etc.

L'abricot bien mûr peut se manger sans crainte, mais avec modération ; car sa pulpe contient un acide qui irriterait l'intestin si l'on en abusait, et provoquerait le relâchement, la diarrhée. Les estomacs valétudinaires et les vieillards feront bien de s'en passer.

## § 2

## Les Pêches

Le **Pêcher**. *Amygdalus Persica*, famille des rosacées ; produit sans contredit un des meilleurs de nos fruits ; la suavité de son parfum, le velouté de sa peau et la délicatesse de sa chair le rendent aussi délicieux que bienfaisant. Ce fruit, originaire de Perse, où l'on n'en connaît que deux espèces, a donné par la culture, en France, de nombreuses variétés, dont suivent les principales :

La *Mignonne*,

La *Troyenne*, ou pêche de Troyes,

La *Belle Chevreuse*, d'un rouge vermeil,

La *Chancelière* et la *Rosane*,

La *Madeleine*, grosse pêche à chair fondante,

La *pêche de Montreuil*, la plus estimée par ses belles couleurs et sa succulence,

La *pêche blanche de vigne*, dont la pulpe se fond en eau parfumée,

Le TÉTON DE VÉNUS, pêche magnifique à peau veloutée et

chair succulente, surmontée d'une petite saillie mamelonnée, d'où elle tire son nom,

La *pêche de Marseille*, grosse et blanche, etc., etc.

On pourrait réunir toutes ces variétés en deux catégories, l'une comprenant les pêches à noyaux adhérents à la chair ; l'autre à noyaux non-adhérents. Les premières ont la pulpe très-serrée et sont par conséquent moins digestives que les secondes.

La pêche à chair fondante, mûre à point, possède toutes les qualités du meilleur des fruits ; elle est sucrée, savoureuse, rafraîchissante, apéritive, de digestion facile et assez nutritive. On pourrait en manger beaucoup, sans éprouver les inconvénients attachés aux autres fruits.

On conseille aux estomacs faibles et aux personnes âgées de manger les pêches au vin sucré ; leur digestion s'opère plus promptement.

## § 3

### Prunes

Le **Prunier**, *Prunus domestica*, famille des rosacées, est, dit-on, originaire du Levant ; sa culture en France a été l'objet de soins si intelligents qu'il est de tous les arbres, celui qui offre les plus nombreuses variétés ; on en compterait jusqu'à cent ! Nous ne citerons que les espèces qui fournissent le plus à la consommation.

Prunes de Reine Claude, grosses,
—      —      petites,
—      —      violettes
— de Monsieur, 2 variétés,
Perdrigons, — blanc — violet, 4 variétés,
Prunes de Sainte-Catherine, 2 variétés,
    — de Saint-Martin, 2 variétés,
    — de Saint-Julien, violettes,
    — de Tours, 20 variétés,
    — Royales, jaunes,
    — Impériales, rouges,
    — abricotées, rouges,
    — abricotées, blanches,
Mirabelles, 2 variétés, grosses et petites, jaunes,
Prunes-Pêches ou Brugnons, bleu-violet,
Brignolles du Midi, bleues,
Damas de Provence, 3 variétés,
    — d'Espagne, 2 variétés, etc., etc.

Les prunes de *Reine Claude*, de *Sainte-Catherine*, de *Monsieur*, et la *Grosse Mirabelle*, arrivées à leur vrai point de maturité, sont les seules qu'on serve crues, pour dessert, et elles le méritent par leur bon goût sucré et leur succulence; mais il faut en être sobre, car, de même que les abricots, leur abus peut donner lieu à des coliques, à des indigestions.

Les autres espèces de prunes, dont les enfants et la classe ouvrière font leur régal, servent à faire des compotes, qui, étant suffisamment sucrées, ont leur mérité. Les compotes, les marmelades de Reines

Claude et de Mirabelles sont délicieuses et justement estimées; elles se digèrent facilement pourvu qu'on en use avec modération.

C'est à la Touraine qu'est dévolu le privilége de verser dans le commerce les plus beaux pruneaux secs, dont la consommation est énorme, en hiver. Les pruneaux d'*Antes* et de Lorraine viennent ensuite; leur consommation à Paris est également considérable.

Les pruneaux cuits s'offrent en dessert sur toutes les tables, lorsque le fruitier est vide. Ils sont légèrement laxatifs et se digèrent bien, lorsqu'on a la précaution d'en éliminer la peau; de cette manière on les prescrit aux convalescents, aux tempéraments secs et aux vieillards.

§ 4

## Les Pommes

**Le Pommier** (*Pyrus malus*), *famille des rosacées.* — Le chiffre des variétés de pommes, quoique inférieur à celui des prunes, est néanmoins assez élevé. Si nous relevons les variétés qu'on apporte sur nos marchés, nous trouvons :

La *Rainette* du Canada,
— d'Angleterre,
— de Hollande.

La *Rainette* blanche,
— grise,
— jaune,
— non pareille,
— pomme d'or.
Le Fenouillet gris,
— rouge,
— court-pendu.
Le Calville blanc,
— rouge,
— cœur de bœuf.
Les pommes d'Api, 3 variétés,
Le Pigeonnet blanc,
— rougeâtre,
— de Rouen,
Le gros Pigeonnet, 2 variétés,
La Reine d'Espagne, 2 variétés,
La pomme de Rambour, 3 variétés,
La pomme d'été châtaigner, 2 variétés,
Les pommes à cidre, 6 variétés.

Les pommes sont une des richesses de notre sol; l'abondance de ce fruit et la modicité de son prix, permettent à la classe ouvrière de s'en régaler. Plusieurs départements fabriquent, avec des pommes acerbes, leur boisson de tous les jours : le *cidre;* et, lorsque la récolte manque, c'est pour eux une année de disette.

Les pommes de calville, les rainettes, le court-pendu, etc., lorsqu'elles sont arrivées à leur parfaite maturité, se mangent crues, soit pour dessert, soit comme collation; leur chair tendre se dissout assez facilement dans l'estomac. Les pommes à chair dure se mangent cuites.

Les médecins ne sont pas d'accord sur la digestibilité de la pomme; les uns avancent qu'elle est indigeste; les autres affirment le contraire, lorsque, toutefois, elle est mûre à point. Nous sommes de l'avis de ces derniers. Du reste, le fait de la multitude des personnes qui mangent ce fruit, sans en être incommodées, est une preuve certaine qu'il n'est point nuisible. A moins d'avoir l'estomac et les intestins malades, les bonnes pommes peuvent se manger sans crainte.

Il est peu de fruits qui, ainsi que la pomme, se prêtent aussi facilement à autant de préparations culinaires et de confiseries. — Les entremets de pommes figurent sur les meilleures tables. Les compotes, les charlottes, les croustades, les pommes au riz, au beurre, les marmelades et autres entremets ont la pomme pour base. — Le sucre de pommes de Rouen, les pâtes de pommes d'Auvergne ont une réputation européenne. — La pharmacie prépare un *sirop béchique*, avec une décoction rapprochée de pommes, qui est ordonné, avec succès, contre les rhumes et les irritations de poitrine.

§ 5

## Les Poires

**Le Poirier** (*Pyrus*), *famille des rosacées*, croît spontanément, à l'état sauvage, dans les forêts de l'Asie et de l'Europe. La culture, depuis un siècle, a prodigieusement multiplié les variétés de poires; de même que les prunes, leur nombre s'élèverait jusqu'à cent.

On divise les poires en deux grandes classes : les poires à couteau, c'est-à-dire bonnes à manger crues, les poires à cuire et à *cidre;* ces dernières, âpres, amères, non mangeables, ne peuvent servir qu'à la fabrication du *poiré*, boisson fermentée, plus alcoolique et plus sucrée que le cidre de pommes.

Les poires à couteau se distinguent en *fondantes* ou *beurrées*, et en poires à *chair cassante*.

Nous ne nommerons que les plus estimées.

### Poires fondantes :

Le Beurré royal,
— d'Angleterre,
— d'Ardempont,
— d'Arembert,
Le Beurré gris,
Le Beurré d'hiver,
Le Muscat Robert,
La Madeleine,
Le Rousselet beurré,
Le Joannet,
Le Doyenné,

Le Saint-Germain,
La Verte longue,
La Bergamotte d'été,
La Bergamotte *Soulers*,
Le Bon-Chrétien d'été,
L'Épine d'hiver,
La Crosane,
Le Colmar,
La poire d'Espagne,
La Jalouse, etc., etc.

### Poires à chair cassante :

| | |
|---|---|
| Le petit muscat, | Le Curé, |
| La Blanquette, | La Cuisse-Madame, |
| La Virgouleuse, | Le Rousselet de Reims, |
| Le Rousselet, | Le Messire Jean, |
| Le Muscat vert, | Le Martin sec, |
| La Bergamotte d'automne, | Le Catillac, |
| Le Bon-Chrétien d'hiver, | La poire de 20 onces, etc., etc. |

Quant aux poires à cidre, leurs variétés sont plus nombreuses que celles des pommes à cidre.

Les poires à chair fondante, et particulièrement celles qui possèdent un léger parfum, sont réputées les meilleures de tous les fruits drupacés ou à pépins. Cette opinion ne trouve point de contradicteurs.

La poire fondante est un aliment délicieux, rafraîchissant, savoureux, son acide malique et sa matière sucrée aident à la digestion, et son eau entretient la fluidité du sang ; c'est le fruit par excellence. Il rafraîchit les intestins irritables ; les personnes d'une santé délicate et même convalescentes, peuvent en manger, mais avec modération.

La chair des *poires cassantes* étant plus serrée, moins humectée de sucs, est, par cela même, plus difficile à digérer que la chair des poires fondantes ; mais les jeunes estomacs, les personnes actives et bien portantes les digèrent parfaitement, et souvent les préfèrent aux premières.

Les poires à chair cassante, sèche, pierreuse, ne peuvent se manger que ramollies par une cuisson prolongée. — A l'état cru elles sont indigestes et déterminent la diarrhée ; ce qui arrive fréquemment aux enfants maraudeurs.

Les *poires cuites*, à l'exception des pierreuses, conviennent généralement à tous les tempéraments, à tous les âges. On les ordonne aux convalescents, en leur recommandant de rejeter la peau, le cœur et les pépins.

On fait, avec les poires, des marmelades, compotes et confitures ; — elles entrent dans la confection du *raisiné* qui, lorsqu'il a été soigné, mérite sa réputation. On fait aussi, avec certaines poires, au moyen d'une légère cuisson et de leur dessication, les *poires tapées.*

Enfin, avec les poires acerbes on fabrique le *cidre-poiré*, boisson alcoolique et mousseuse, supérieure au cidre de pommes, plus sucrée et plus agréable. Lorsque la fermentation du poiré a été arrêtée à temps, sa ressemblance avec le vin de champagne est si étroite, que la fraude en profite pour le vendre sous le nom d'Aï mousseux.

## § 6

## Les Cerises

Le **Cerisier**, *Cerasus*, de la famille des rosacées ; les cerises sont originaires de l'Asie Mineure ; elles furent, dit-on, importées en Europe par le consul romain Lucullus. On en cultive plusieurs espèces dont les principales sont :

La cerise dite Bigarreau, pulpe ferme, noire, sujette aux vers,
—      Griotte, rouge foncé, très-sucrée,
—      guigne, noirâtre, grosse et un peu acide,
—      cœuret, pulpe dure et difficile à digérer,
—      de Hollande, rouge, excellente, acide,
—      d'Angleterre, rouge et douce ; très-bonne,
—      de Portugal, mêmes qualités que la précédente,
—      de Montmorency, acidité très-prononcée,
—      à eau-de-vie, grosse cerise rouge, noirâtre ; acide,
—      Royale, très-sucrée ; la meilleure de toutes.

Les cerises possèdent des propriétés laxatives et rafraîchissantes, particulièrement les cerises acides. Les douces, plus sucrées, conviennent aux estomacs qui ne supportent point les acides. Les cerises aigres se digèrent plus facilement que les douces et sont recherchées du plus grand nombre. La cerise dite de Montmorency à courte queue, est la plus estimée. Néanmoins, l'*Anglaise* et la *Royale* réunissent beaucoup d'amateurs, et les personnes âgées les préfèrent aux autres.

Les cerises, à l'exception de celles à pulpe dure, les bigarreaux, les guignes, les cœurets, outre leurs propriétés rafraîchissantes, possèdent le privilége de ne point occasionner d'indigestion, probablement parce qu'elles se résolvent en eau dans l'estomac. L'usage des bonnes cerises est salutaire aux tempéraments bilieux, nerveux et aux personnes resserrées. Elles sont une des joies de l'enfance, et, pour la jeunesse des deux sexes, c'est une partie de plaisir que de les cueillir et de les manger à l'arbre (1).

On fait, avec les cerises, des tartes, des entremets délicieux; on prépare des confitures, des compotes, des cerises glacées au sucre, etc. L'eau de cerises est employée en guise de limonade; les queues de cerises sont utilisées, en décoction, comme apéritives des voies urinaires, et sont d'une grande efficacité contre les urines à sédiment rougeâtre.

Les **Merises,** fruit du merisier qui croît naturellement dans les forêts, ne s'emploient que pour fabriquer la liqueur alcoolique appelée *Kirch Waser,* cette liqueur lorsqu'on n'a pas eu le soin d'extraire la plus grande partie des noyaux, est dangereuse, à cause de la quantité d'acide cyanhydrique qu'elle contient.

(1) Dans l'ouvrage intitulé : *Hygiène des Plaisirs,* on trouvera de charmantes descriptions sur ce sujet.

Le **Fraisier**, *fragus*, famille des rosacées. Le fraisier est indigène de l'Europe ; il croît abondamment dans nos bois et forêts, et fournit les petites fraises très-parfumées réputées les meilleures. La culture a développé notablement la grosseur primitive de ce fruit, et a créé plusieurs variétés, dont les principales sont :

La fraise des bois cultivée, plus grosse que la naturelle,
— des quatre saisons,
— blanche (grosse),
— ronde,
— hâtive de Fontenay,
— Hétérophysse de Virginie, écarlate,
— de Montreuil,
— des Alpes,
— rose de Berny,
— écarlate tardive de Villemot,
Fraise Princesse royale,
— Princesse Alice,
— Duchesse Trévise,
— Comtesse Zamoïska,
— Comte de Paris,
La Fraise Capron et ses quatre variétés.

Ces fraises sont très grosses, mais possèdent moins de parfums que les petites. On connaît une fraise dite du Chili dont les fruits énormes égalent la grosseur d'un œuf de pigeon, mais qui sont peu savoureux.

Les principes chimiques de la fraise sont :

Acide malique,
Sucre incristallisable,
Gélatine végétale,
Principe aromatique fugace,
Eau de végétation.

La fraise est un fruit recherché, qui, dans la saison, paraît sur toutes les tables. Elle se mange crue saupoudrée de sucre, assaisonnée de vins divers selon les goûts; on la mange aussi avec de la crème, mais alors elle se digère moins bien. Les grosses fraises blanches ananas sont indigestes; on doit en être sobre.

Ce fruit convient aux tempéraments échauffés, aux bilieux, sanguins, hémorrhoïdaires, etc. On devrait toujours manger les fraises comme collation et jamais comme dessert, après un dîner copieux. Les personnes affligées d'un estomac débile et les convalescents de maladie du canal digestif doivent s'en abstenir.

## § 7

## Les Framboises

Le **Framboisier**, *Rubus idæus*, famille des rosacées. On cultive deux sortes de framboises, la rouge et la blanche; celle-ci est moins parfumée que la première.

Ses principes chimiques sont :

Acides malique et citrique,
Mucilage ou gélatine végétale,
Principe aromatique et eau de végétation.

Les propriétés alimentaires des framboises sont les mêmes que celles des fraises, c'est-à-dire se réduisent à peu. Leur parfum étant très-développé et leur acidité plus sensible que celle des fraises, on les mange presque toujours mêlées à ces dernières ou avec des groseilles, ce qui les rend plus agréables au goût.

On fait avec les framboises, des compotes, des gelées, des conserves, etc. Le limonadier, le confiseur préparent des sirops, des glaces, des liqueurs, des vinaigres framboisés très-estimés.

## § 8

## Les Mûres

Le **Mûrier**, *Morus*, famille des urticées. Les mûres sont recherchées des enfants, mais peu en usage comme fruit de dessert. On les mange au vin sucré ou simplement saupoudrées de sucre. Quelques amateurs y ajoutent une pincée de poudre de muscade pour en corriger la fadeur et hâter leur digestion.

La quantité notable de mucilage que contiennent les mûres, et leur acide pectique les rendent rafraîchissantes et légèrement laxatives. On en compose des gargarismes adoucissants et un sirop dont la médecine retire de bons effets dans les irritations pulmonaires et intestinales.

## § 9

## Les Groseilles

Le **Groseiller**, *Ribes*, genre unique de la famille des ribésiées; on en connaît quatre espèces :

La groseille rouge,
— blanche,
— noire,
— à maquereau.

Les groseilles rouges et blanches égrénées, se mangent crues, saupoudrés de beaucoup de sucre pour en corriger l'acidité. Leur usage modéré est salutaire.

On prépare avec les groseilles, des confitures, des glaces, des sorbets, etc. La préparation le plus généralement en usage, est la gelée et le sirop de groseille. La groseille blanche étant moins acide que la rouge, lorsqu'on veut faire une bonne gelée hygiénique, on met dans la bassine, deux tiers de blanches et un tiers de rouges; la quantité de sucre doit égaler le poids des groseilles. Cette gelée convenablement préparée, se digère avec facilité, convient aux enfants, aux vieillards et aux personnes délicates. Son abus serait nuisible.

La *Groseille noire* ou **Cassis**, sert à fabriquer la liqueur qui porte son nom et qu'on dit stomachique.

La *Groseille à maquereau*, ainsi nommée parce qu'elle sert de condiment à ce poisson pour en relever la fadeur, est mangée crue par les enfants qui en sont friands. L'abus de cette groseille provoque des coliques, des indigestions et donne naissance. dit-on, à des vers intestinaux.

## SECTION II

### LES RAISINS

Fruits de la vigne (*vitis vinifera*), famille de *vitacées*. La vigne est originaire de l'Asie. L'histoire dit que Osiris l'apporta en Égypte, Bacchus en Grèce, d'où elle se répandit en Europe. Aujourd'hui la vigne occupe une surface considérable de notre globe.

La culture a tellement multiplié cet arbuste, un des plus utiles à l'homme, après les céréales, que d'après M. Odart, *vitigraphe* émérite, on en compterait plus de mille variétés en Europe. La France est une des contrées les plus favorisées pour ses vignobles, la variété et la qualité de ses raisins; c'est à cette faveur de la nature qu'elle doit l'excellence de ses vins dont les nations civilisées des deux mondes sont en quelque sorte tributaires. Nous renvoyons les lecteurs désireux de connaître les variétés de cépages, à l'ouvrage de M. Odart; il ne sera question ici que des raisins de table. Parmi ces raisins on cite en première ligne :

Chasselas blanc de Thomery, dit de Fontainebleau,
— noir — —
Chasselas de Montauban à grains transparents,
Damas blanc,
— noir,
Gamais blanc,
— noir,
Pineau blanc ou petit doré,
Morillon blanc,
— noir,
Muscat blanc,
— noir,
— de Rivesalte,
— de Malvoisie,
Et beaucoup d'autres bons à manger.

A l'égard du chasselas de Fontainebleau, en grande renommée à Paris, nous sommes forcé de dire que les personnes qui ont goûté aux raisins de vigne du Languedoc et au chasselas de Montauban, trouvent de celui Thomery aqueux et fade.

Plusieurs espèces de raisins sont desséchées par divers procédés, pour être mangés pendant les saisons où les fruits manquent; on en distingue cinq sortes principales :

1° Le raisin de *Provence* dont la dessication est opérée à Roquevaire ;

2° Le raisin de *Calabre ;*

3° Le raisin de *Malaga ;*

4° Le raisin de *Smyrne*, à gros grains aplatis, jaunâtre, sans pépins ; — saveur légère de muscat ;

5° Le raisin de Corinthe ou de Patras, car c'est dans cette dernière localité et à Zanthe que ce raisin est cultivé ; son grain est très-petit et très-sucré. Les récoltes sont achetées sur pied, par les Anglais qui en font une prodigieuse consommation, pour leurs *babas* et *plumb-puddings*. Donc, les raisins à petits grains que nos pâtissiers mettent dans leurs gâteaux ne sont pas des raisins de Corinthe.

Les raisins entièrement mûrs et sucrés sont un des meilleurs fruits que nous possédions ; ils rafraîchissent, nourrissent et engraissent le corps, ils entretiennent la liberté du ventre, les constipations opiniâtres cèdent ordinairement à l'usage des raisins mangés à jeun. — On recommande toujours de ne point trop en surcharger l'estomac, car ils gonfleraient ce viscère et pourraient donner lieu à des coliques suivies de dévoiement. C'est à cause de cet inconvénient que les convalescents et les personnes qui ont les organes digestifs irritables, doivent n'en manger que très-modérément, et s'en abstenir aussitôt qu'elles éprouvent du malaise.

La composition chimique du raisin est très-complexe, ainsi qu'on peut en juger par l'analyse chimique :

Albumine,
Mucilage,
Matière azotée,
Glucose, cellulose,
Acide pectique,
Acides tannique et tartrique,
Sels divers de chaux, de soude, etc.,
Traces de fer dans les vins rouges,
Huile essentielle ou acide œnanthique,
Eau 90 0/0.

## SECTION III

### LES FIGUES

Le Figuier (*ficus carica*), famille des urticées. On en cultive plusieurs variétés dont les principales sont : — la blanche, la longue, la ronde, la grosse, la mignonne, la violette, etc.

La figue de Marseille, petite et sucrée, dont on consomme le plus, mérite sa réputation. — La figue d'Argenteuil, près Paris, soigneusement cultivée, commence à lui faire concurrence. — Mais, la figue d'Orient, dite de Smyrne, est la plus grosse, la plus sucrée, la plus succulente de toutes.

Depuis quelques années, la culture du figuier s'est répandue dans plusieurs de nos départements du centre et de l'ouest. Malheureusement dans les années où la température est très-variable, les figues ne mûrissent pas et leur récolte est insignifiante.

La figue renferme beaucoup de mucilage et de glucose, des sels de soude et de potasse en petite quantité, un principe colorant dû probablement à un sel de fer, et de l'eau de végétation tenant en dissolution de l'acide mannique.

Les figues mûres et sucrées sont un aliment sain, de digestion facile et assez nourrissant. Les anciens Grecs en faisaient grand cas; — Hercule et les athlètes en consommaient d'énormes quantités. Hippocrate, Pythagore, Aristote, Platon en ont fait l'éloge. Il faut croire que les figues de cette lointaine époque contenaient plus de sucs nourriciers que celles d'aujourd'hui.

Les figues se mangent fraîches et desséchées; dans ces deux états elles sont adoucissantes et béchiques; sèches, elles sont plus nourrissantes.

Les figues entrent dans la composition du dessert nommé *quatre mendiants* et dans les tisanes pectorales. On recommande aux mangeurs de figues de boire un verre d'eau après leur ingestion dans l'estomac, pour faciliter la dissolution de la partie mucilagineuse.

## § 10

## Les Dattes

Le Dattier (*phenix dactylifera*), famille des palmiers.

Les dattes sont un des aliments les plus usités dans le centre de l'Afrique et dans les contrées méridionales de l'Asie. La consommation qu'en font les Arabes est prodigieuse. La pulpe mucoso-sucrée de ce fruit desséché, constitue un aliment assez nourrissant. Chez nous, elles sont plutôt un objet de luxe ou de curiosité qu'un aliment. La médecine emploie les dattes comme émollientes, en décoction, dans les irritations de la gorge et des bronches ; elles font partie des quatre fruits pectoraux.

## SECTION IV

## Les Oranges

Fruits du *citrus aurantium*, famille des hespéridées. L'oranger est originaire de l'Asie méridionale, on en cultive plusieurs variétés : — Le *citronnier*, le *cédratier*, le *limonnier*, le *bergamottier*, le *bigarradier*, le *limettier*, etc., et l'*oranger* proprement dit ; ce dernier produit deux variétés d'oranges, les douces et les

acides. Les oranges douces sont celles dont on fait le
plus fréquent usage, leur importation dans la seule
ville de Paris est presque fabuleuse ; c'est par cent
mille caisses, de mille oranges par chaque caisse,
qu'elles entrent dans la capitale !... On les expédie de
Nice, de la Ciotat, des îles d'Hyères, de Maiorque,
de Valence en Espagne, du Portugal, des îles Cana-
ries, etc., et même de Chine. Les plus estimées sont
celles de Lisbonne et de Malte. Celles qu'on nomme
*mandarines*, trouvent beaucoup d'amateurs.

L'oranger est un des arbres les plus précieux, les
plus utiles ; on tire parti de toute la plante, feuilles,
fleurs, fruits et bois. — Avec les fleurs on distille cette
eau suave que tout le monde connaît et emploie ;
— avec l'écorce du fruit, les fleurs et les jeunes
feuilles, on distille une huile *essentielle* d'un grand
prix, nommée *néroli*. Enfin, le cuisinier, le pâtissier,
le confiseur et le parfumeur, chacun de son côté,
mettent à profit les richesses que leur offre l'orange.

On fait avec l'orange des compotes, des marmelades, des salades à l'eau-de-vie, au rhum, au madère
que les estomacs robustes digèrent bien ; mais, nous
conseillons aux estomacs faibles de ne manger les
oranges qu'après la digestion opérée, et jamais
comme dessert, parce qu'elles pourraient retarder
ou même arrêter le travail digestif.

La pulpe des oranges douces est agréable au goût,

rafraîchissante et un peu sédative. On la permet aux convalescents et aux malades, en leur recommandant de n'avaler que le jus et de rejeter la pulpe.

Les principes chimiques de l'orange sont : — des acides citrique et malique, de la gomme, du sucre, une matière aromatique, des sels et de l'eau de végétation.

## § 11

## Les Citrons

De la même famille que les oranges, le citron n'est pas un aliment; il sert de condiment et remplace avec avantage le vinaigre dans les mets et sauces qui ont besoin d'une pointe acide pour réveiller l'appétit et les forces languissantes de l'estomac; il aide ainsi au travail de la digestion.

La limonade a pour base le suc du citron. Le *sirop de limon* avec lequel on prépare une limonade *illico*, se fait avec des citrons. Les liquoristes fabriquent également diverses liqueurs dans lesquelles il entre du zeste de citron.

Le suc du citron contient de l'acide citrique, de l'acide malique et du mucilage.

Le chimiste extrait du suc de citron un sel blanc nommé acide citrique; l'alliance de cet acide au bicarbonate de soude, donne la *limonade gazeuse.*

**13**

Si l'usage modéré du suc de citron, de même que de tous les acides, favorise la digestion, son abus détériore l'estomac et altère profondément ses fonctions.

## § 12

## Les Châtaignes et Marrons

Fruits du châtaignier (*fagus castanea*), famille des amentacées. Les châtaignes tirent leur nom de *Castane*, petite ville d'Italie.

Il existe plusieurs variétés de châtaigniers que la culture a créées. — Le châtaignier commun donne des châtaignes plus ou moins belles, selon les soins dont il est l'objet. Le châtaignier qui a été greffé, produit des châtaignes rondes et plus grosses, qu'on appelle *marrons*. Dans certains pays : le Piémont, la Sicile et dans plusieurs de nos départements : le Limousin, le Dauphiné, les Cévennes, la Corse, les châtaignes sont la principale nourriture des ouvriers des campagnes pendant une partie de l'année. En Italie, et chez les Lucquois la *polenta* (bouillie de châtaignes), est un aliment très en usage ; il en est de même chez les Limousins pour la soupe aux châtaignes.

Les meilleurs marrons et châtaignes viennent du Dauphiné, du Languedoc et de la Provence ; mais les marrons dits de Lyon sont réputés supérieurs à tous.

On mange le plus ordinairement les châtaignes cuites à l'eau, et les marrons ou grosses châtaignes rôties. L'art du cuisinier et du confiseur sait en multiplier les préparations. Qui n'a mangé des potages et des entremets sucrés aux marrons? Qui ne connaît les marrons glacés du confiseur, dont les gourmets de Paris sont si friands? On sait aussi que les petites bourses se servent de marrons au lieu de truffes, pour bourrer le ventre de leur oie ou dinde, aux jours de gala.

La châtaigne contient de l'amidon, de l'albumine, des sels et beaucoup de matière sucrée. Plus la proportion de sucre et d'albumine est élevée, plus la châtaigne est nourrissante.

Les personnes actives, vigoureuses digèrent facilement les châtaignes et les marrons, mais les personnes faibles et sédentaires doivent en user modérément.

## § 13

## Les Amandes

Fruits de l'amandier (*amygdalus communis*), famille des rosacées. — On distingue deux sortes d'amandes : les douces et les amères. Ces dernières contenant de l'*acide cyanhydrique*, violent poison, sont rejetées de l'alimentation. Cependant on en fait usage, à des doses très-modérées, pour donner à certains mets et boissons le goût d'amande amère.

Les amandes douces sont d'un emploi fréquent dans la pâtisserie et la confiserie. Les croquets, macarons, massepains, nougats, etc., les dragées, pralines n'existeraient point sans les amandes, qui sont un des fruits des *quatre mendiants.*

On retire des amandes une huile douce et très-fine dont se servent la pharmacie et la parfumerie.

L'*amandée*, ou lait d'amandes, est une boisson calmante, adoucissante et très-agréable. Le *sirop d'orgeat* n'est qu'une émulsion d'amandes douces et amères incorporée dans un sirop rapproché.

Les amandes contiennent de l'albumine, de la gomme, le principe nommé amygdaline, une huile très-abondante et de l'eau.

Les amandes n'ont de valeur nutritive que par l'huile qu'elles renferment; la plus grande partie de l'amande ne se digère pas et se retrouve dans les excréments. Les personnes affectées d'irritations du larynx feront bien de s'en abstenir, car les molécules ou parcelles d'amandes qui peuvent s'arrêter dans l'arrière-bouche provoquent la toux.

## § 14

## Les Noix

Fruits du noyer (*inglans regia*), famille des térébinthacées. — L'utilité des noix réside dans l'huile qu'on en extrait ; elle est grasse, siccative et employée comme telle dans la peinture. — Les noix se mangent vertes, en cerneaux, trempés dans de l'eau salée. Les habitants des contrées à noyers préparent, avec l'huile de noix, divers aliments et en assaisonnent leur salade ; lorsqu'elle est vieille, sa rancidité en fait un aliment dangereux.

Les noix sèches sont indigestes, il faut un estomac robuste pour les bien digérer. On fabrique avec les noix vertes la liqueur appelée *brou de noix* qui renferme plus de substances aromatiques que de noix ; sa formule en est la preuve : — cannelle, macis, girofle, muscade, noix vertes, sucre, eau-de-vie. Cette liqueur très-stimulante ne convient qu'aux tempéraments lymphatiques et aux estomacs blasés ; pour toute autre personne, elle est incendiaire.

En résumé, les noix n'ont rien de bien appétissant, et nous conseillons aux personnes délicates et sédentaires de les rejeter de leur alimentation.

## § 15

## Les Noisettes

Fruits du noisetier ou coudrier (*corylus*), famille des amentacées.

On distingue six variétés de coudriers :

Le noisetier ou coudrier naturel,
— cultivé de Bysance,
— de la Campanie,
— d'Amérique,
— de Chine,
— cornu.

La noisette cultivée est plus grosse, plus onctueuse que la noisette naturelle ou des haies. Les meilleures noisettes sont celles d'*Avellano*, ville de la Campanie, d'où leur vient le nom d'*avelines*. La noisette mangée fraîche est douce, agréable au goût, assez nourrissante comme aliment adipogène ; mais il faut en être sobre, car, de même que la noix, elle est difficile à digérer ; on doit aussi la dépouiller de son épiderme, dont les parcelles s'attachent souvent à la membrane muqueuse de l'arrière-bouche et provoquent la toux par la gêne qu'elles occasionnent.

Soumises à la pression, les bonnes noisettes rendent une huile légère, limpide, qui peut rivaliser avec l'huile d'amandes et qu'on utilise dans la parfumerie.

— Les confiseurs préparent de fort belles et bonnes dragées avec les avelines ; beaucoup de personnes les préfèrent aux dragées faites avec les amandes.

La grosse noisette est un des fruits dont se compose le dessert dit des *quatre mendiants :* raisins de Malaga, figues de Marseille, amandes et noisettes.

Les quatre mendiants, quoiqu'un peu lourds, sont assez bien digérés par les bons estomacs. Mais c'est prudence aux personnes d'âge, ou à celles dont les forces digestives sont languissantes, de s'abstenir de ces fruits comme dessert. Ce serait charger d'un aliment indigeste, leur estomac déjà lesté ; toutefois, l'usage modéré de ces fruits peut leur être permis avec du pain, comme collation.

## SECTION V

### PARFUMS ET SAVEURS DES FRUITS

LEUR SIÉGE ET LEURS PRINCIPES

Les fruits possèdent des odeurs et des saveurs propres à chaque espèce. — Leur couleur est variable de leur naissance à leur maturité. — L'odeur ou parfum dépend des molécules aromatiques volatiles, appelées *éthers*, pour les distinguer des huiles essentielles contenues dans les fleurs. Ainsi, le bouquet des vins est dû à l'*éther œnanthique;* le parfum des fraises, des framboises est dû à l'*éther fragœïque, idæïque,* etc. — La saveur des fruits provient des principes sucrés, acides ou acerbes qu'ils contiennent.

Les parfums propres à chaque fruit sont fixés, tantôt dans leur péricarpe ou enveloppe comme dans l'orange, le citron, et tantôt dans leur parenchyme, comme dans la pêche, l'abricot, etc.

La cellulose, la dextrine, le sucre se rencontrent dans presque tous les fruits; l'albumine ou gelée végétale n'existe qu'en très-petite quantité dans les fruits à noyaux, à l'exception des abricots et cerises; dans les fruits à pépins, au contraire, l'albumine se trouve en quantité notable; exemple : les coings, pommes, groseilles, etc.

Dans les fruits verts existe une substance que les chimistes ont nommée *Pectose.* Cette substance se transforme en *Pectine* à l'époque où le fruit est parvenu à sa maturité, et constitue la base des gelées de coings, de pommes, de groseilles, etc. Enfin, par la cuisson, la *Pectine* devient acide pectique; c'est la dernière transformation de la pectose.

Les acides contenus dans les fruits, diffèrent selon les espèces. Ainsi, dans les abricots, poires, pommes, groseilles, etc., c'est l'*acide malique;* — Dans les oranges, citrons, framboises, ananas, etc., c'est l'*acide citrique;* — dans les fruits acerbes : sorbes, nèfles, cornouilles, etc., etc., c'est l'*acide tannique;* dans les raisins, c'est l'*acide tartrique.*

Les amandes, noix et noisettes contiennent une substance particulière nommée *émulsine*, qui, dans les amandes amères proprement dites, et dans l'amande amère des noyaux de certains fruits, pêches, cerises, etc., provoque la fermentation de l'amygdaline, autre principe des amandes. Cette fermentation produit l'huile d'amande amère qui recèle un des plus violents poisons, l'*acide cyanhydrique*.

Les amandes, noix et noisettes donnent, par l'expression, une huile composée d'oléine et de margarine.

Les châtaignes et marrons contiennent une matière grasse, mais leur richesse est en amidon, ce qui les rapproche du groupe des aliments nourrissants.

Les divers acides, dont nous venons de parler, sont émoussés par le sucre, partie intégrante des fruits mûrs. Dans les fruits soumis à la cuisson, ces acides se résolvent en un seul, l'*acide pectique*, s'offrant sous forme de gelée. C'est en raison de cette dernière transformation que les fruits cuits et les gelées convenablement sucrées, sont bienfaisantes, et peuvent être mangées par les convalescents et même par les malades.

Tous les fruits, en général, ainsi que les concombres, melons, potirons, etc., rafraîchissent le corps et liquéfient le sang. Mais, la modération, toujours la modération dans leur usage.

13.

# CHAPITRE XV

## LE SEL DE CUISINE

### SEL MARIN OU CHLORURE DE SOUDE

Le sel de cuisine est nécessaire à notre alimentation ; non-seulement pour faciliter la digestion des aliments, mais pour fournir au sang le chlorure de soude qu'il perd incessamment par les excrétions : sueurs, urines, matières fécales, mucosités, larmes, etc.

Là, ne se borne pas la nécessité du sel de cuisine dans nos aliments ; cette nécessité est encore démontrée par l'analyse chimique. En effet, les aliments tirés du règne végétal ne contiennent que des traces de soude tandis qu'ils sont riches en sels de potasse ; à l'exception de quelques plantes marines. — Dans le règne animal, le sang et ses cartilages offrent des proportions notables de chlorure de soude; mais les viandes n'en contiennent que de très-petites quantités. — La viande sert à notre nourriture journalière, les cartilages, au contraire, sont rejetés; quant au *boudin*, aliment très-indigeste, composé de sang, de lardons et largement salé et épicé, les personnes robustes qui seules peuvent le digérer, n'en mangent que de loin en loin. Or, pour suppléer au défaut de chlorure de soude dans les viandes, l'instinct et puis l'habitude ont indiqué à l'homme le sel marin, qui est devenu un assaisonnement indispensable. On retrouve partout sur notre globe, jusque chez les peuplades sauvages, l'usage du sel.

Le sel marin n'est point un chlorure de soude pur ; l'analyse chimique nous apprend qu'il est combiné avec des sulfates de magnésie et de chaux, du chlorure de potasse et des traces d'iode.

Le sel gemme ou chlorure de soude fossile, quoique plus pur, contient néanmoins une assez grande quantité de sulfate de chaux.

Le sel marin qui contient du chlorure de magnésie est un des meilleurs digestifs des matières grasses et albumineuses; il est, en cela, supérieur au sel gemme qui est privé de magnésie. Des expérimentateurs se sont assurés que la chaleur du corps humain était suffisante pour transformer le chlorure de soude en acide chlorhydrique et que cet acide étendu d'eau jouissait de la propriété de dissoudre promptement les corps albumineux.

La nécessité du sel marin est encore démontrée par nos fluides et matières excrémentitielles qui offrent à l'analyse une alcalinité plus ou moins développée : l'urine, la bile, les sueurs, les larmes, la salive, les matières fécales, etc. Ces excrétions ont enlevé au sang des quantités notables de chlorure de soude (sel marin) qu'il est nécessaire de remplacer, pour maintenir l'équilibre des fonctions de l'organisme humain. Tel est le rôle important du sel dans l'alimentation.

# CHAPITRE XVI

## DES BOISSONS

Le mot *boisson* comprend tous les liquides intro-
duits dans l'estomac pour calmer la soif, favoriser
la digestion des aliments et pour réparer les pertes
que le sang a faites par les diverses excrétions du
corps.

L'eau est, indubitablement, la boisson la plus
naturelle et la plus générale; mais l'homme civilisé
ne s'en contente point; il se jette sur les boissons
fermentées qui excitent son cerveau, stimulent son
estomac et deviennent bientôt, pour lui, un besoin.
Selon les productions du climat qu'il habite, il fabrique des boissons spiritueuses avec toutes les
plantes et les fruits qui contiennent du sucre.

Les peuples du Nord préparent des boissons alcooliques avec les céréales et diverses sortes de fruits :

la bière, le cidre, le poiré, le kirsch, etc. — Les nations méridionales avec le raisin : les vins, qui de
temps immémorial sont devenus la boisson fermentée par excellence. — Les Orientaux obtiennent une
liqueur alcoolique en distillant les dattes et les figues
fermentées : — le *cocanar* des Persans se fait avec le
*salep;* — le *cachiri* de Cayenne, avec le *manioc* en
poudre; — les Indiens retirent des épis du maïs une
liqueur appelée *chicona* qui est plus enivrante que
le vin; — le *saki* des Japonais, et l'*arak* des Arabes,
sont une espèce d'eau-de-vie faite avec le riz fermenté; — le suc laiteux du coco fournit un vin dont
s'abreuvent l'Australien et le nègre. — Les Américains utilisent les débris de la canne à sucre, les
bananes et les batates pour obtenir des liqueurs spiritueuses; — les nations civilisées d'Europe distillent
un grand nombre de végétaux, au premier rang desquels se place le raisin, pour obtenir la variété de
leurs boissons alcooliques; — le *kirsch* se fabrique
avec les merises et les prunes; — le *marasquin* et
l'*amaréna* avec de petites cerises acides; — la *sapi-
nette* avec les jeunes pousses du sapin; — le *zamba*
des Siciliens avec le fenouil; — le *lipet* des Polonais
se prépare avec du miel et possède les propriétés
de notre vin de Champagne mousseux; — le *gin* des
Anglais ou eau-de-vie de grain dont l'empyreume
est masqué par les baies de genièvre; — enfin, jus-

qu'au lait de jument qui fournit aux Tartares une liqueur enivrante.

## SECTION I

### DE L'EAU

#### CONSIDÉRÉE COMME BOISSON

L'eau, après l'air, est le corps le plus répandu sur notre planète; elle existe à l'état de vapeur dans les nuages; à l'état solide (glace), dans les mers polaires et sur les hautes montagnes; s'échappant des entrailles de la terre, on la voit sourdre à sa surface, en sources abondantes et sans nombre, pour former des rivières, des fleuves qui apportent la fécondité et la vie. Autour de nous, l'eau se manifeste de toutes parts; c'est elle qui se vaporisant et passant de l'état gazeux à d'autres états physiquement déterminés, produit les divers météores qu'on nomme pluie, rosée, givre, neige, grêle, etc. Et, comme pas un atome ne se perd dans la nature; comme les eaux vaporisées forment les nues qui retombent en pluie pour alimenter les sources, les rivières, les fleuves et être vaporisées de nouveau, il résulte de cet état de choses invariable, qu'on peut comparer notre planète à un colossal, à un immense alambic, chauffé par le soleil, qui reçoit l'eau et la renvoie invariablement en vapeurs.

L'eau se retrouve encore à l'état de combinaison dans les cristaux et minéraux hydratés ; sans elle point de cristallisation.

## § 1

### Eau à l'état de pureté

L'eau pure, dépouillée de toute matière étrangère, (eau distillée) est composée de deux gaz, l'hydrogène et l'oxygène, dans le rapport de un à deux volumes ; ou, en poids, d'après la formule chimique :

Oxygène. . . . . . . . . .     84,94 grammes
Hydrogène. . . . . . . .     11,06    —

qui donne seulement 100 grammes d'eau parfaitement pure.

Mais, l'eau ne se rencontre nulle part dans cet état de pureté parfaite. L'eau de la pluie même, recueillie après plusieurs ondées, n'est pas encore purgée de tout corps étranger ; soumise à l'analyse elle offre des traces, minimes il est vrai, de chlorures, de carbonates de soude et de potasse, de magnésie, d'acide carbonique et d'ammoniaque ; c'est à l'ammoniaque dilué à l'infini que l'eau doit sa douceur.

Hâtons-nous de faire observer que notre estomac ne s'accommoderait point de l'eau distillée comme boisson, parce qu'étant privée d'air, elle est lourde.

L'eau courante, au contraire, qui a clapoté sur des cailloux et s'est chargée d'air, qui, d'ailleurs, ne contient que des quantités infinitésimales de chlorure de soude et de potasse, est bonne. Les eaux qui contiennent des sels de chaux en excès, comme celles de puits, et toutes les eaux qui grumèlent le savon, sont mauvaises.

Les eaux naturelles, selon la nature des terrains où elles reposent et qu'elles traversent, tiennent généralement en dissolution des sels de fer, de chaux, de magnésie, de soude ou de potasse, combinés avec les acides sulfurique, chlorhydrique, carbonique ; de la silice et souvent des matières organiques en décomposition. — Les eaux chargées d'un ou de plusieurs de ces sels ne sont point potables.

Telles sont les eaux de puits, ordinairement *séléniteuses*, c'est-à-dire saturées de sulfates de chaux. — Les eaux de sources qui ont coulé sur des lits formés de carbonates ou de sulfates de chaux, de potasse ou de magnésie (1). — Les eaux des lacs, des étangs, des

(1) L'eau d'*Arcueil* que boivent les habitants de plusieurs quartiers de Paris, est lourde, indigeste, mauvaise, ne dissout point le savon, ne cuit qu'imparfaitement les légumes, à cause de la grande quantité des sulfates et carbonates de chaux qu'elle contient ; elle incruste les vases où on la fait bouillir, laisse un enduit glutineux, puant, dans ses réservoirs qu'on néglige de nettoyer. En résumé, elle est malsaine et cause, à la longue, des affections du tube digestif aux personnes qui ne pouvant la mêler au vin, sont obligées de la boire pure.

ruisseaux vaseux, le plus ordinairement imprégnées de matières putrides, agissent sur nos organes à la manière des poisons lents. Leur usage continu donne naissance à des dyssenteries, au scorbut et à d'autres maladies chroniques souvent funestes.

## SECTION II

### MOYENS POUR S'ASSURER SI L'EAU EST POTABLE

Lorsqu'une eau, quoique limpide et inodore, paraît douteuse, on peut s'assurer de ses qualités :

1° En versant quelques gouttes d'une dissolution d'*azotate d'argent* dans une éprouvette remplie à moitié de cette eau.

2° En versant du *chlorhydrate de baryte*.

3° En versant de l'*oxalate d'ammoniaque*.

En ayant soin à chaque essai de renouveler l'eau pour l'essai suivant.

Le sel d'argent dénote les *chlorures* qui sont en dissolution dans cette eau.

La baryte constate la présence des *sulfates*, et l'oxalate d'ammoniaque précipite la *chaux* que l'eau contient.

M. le Dr Meunier en a démontré l'insalubrité ; l'Edilité de Paris devrait, dans ces quartiers populeux, remplacer l'eau d'Arcueil par l'eau de Seine qui, étant filtrée, est bonne.

La manière la plus simple et à la portée de tout le monde, d'éprouver l'eau douteuse, est d'y délayer du savon blanc; si le savon se prend en grumeaux floconneux, c'est que l'eau contient des chlorures, des sulfates ou des carbonates.

Quant aux matières végétales et animales putrescibles que l'eau peut tenir en dissolution, un moyen de s'en assurer, également à la portée de tous, est de laisser pendant quelques jours séjourner l'eau dans un vase; l'odeur nauséabonde qu'elle exhale lorsqu'on l'agite, et l'enduit glutineux fixé aux parois du vase, sont des signes non équivoques de la putridité de l'eau.

### § 2

## Caractère de la bonne eau potable

La bonne eau, l'eau bienfaisante à la santé, doit être limpide, inodore, aérée, sans autre goût qu'une sensation de fraîcheur à la bouche; elle doit dissoudre parfaitement le savon et opérer promptement la cuisson des légumineuses. Ces signes réunis ne peuvent tromper.

### SECTION III

#### NÉCESSITÉ DE L'EAU

L'eau est un élément d'une nécessité absolue

pour entretenir la vie de tout ce qui végète et respire sur notre planète ; sans elle, toute vie organique est impossible. L'eau formée d'hydrogène, d'oxygène et d'acide carbonique, ce dernier en minime proportion, fait partie constituante de notre corps; elle pénètre avec le sang dans tous nos organes et s'assimile à leur substance. — L'analyse chimique a constaté, comme on l'a vu au chapitre premier, qu'un kilogramme de sang contenait 789 à 790 grammes d'eau. — La végétation, sur toute la surface du globe terrestre, absorbe d'immenses quantités d'eau ; — la plante en est gorgée ; — Le corps de l'animal s'en approprie les 2/3 environ de son poids; d'où il résulte que la proportion des solides est chez lui bien inférieure à celle des liquides. L'eau nécessaire à notre existence ne se trouve pas seulement autour de nous, dans les sources, les fontaines, etc., mais encore dans nos aliments et boissons, puisque les légumes et la viande sont largement imprégnés d'eau.

Le résultat de la digestion est la liquéfaction des aliments, — la sécrétion du chyle, — la formation du sang. Et, maintenant, le sang qui contient 91 °/₀ d'eau, va distribuer dans les divers organes et tissus de notre corps, la portion d'eau nécessaire à chaque organe, à chaque tissu. Or, il est évident que l'eau joue un des principaux rôles dans la manifestation de ce phénomène qu'on appelle la vie. Donc, sans eau, de même que sans air, la vie, telle que nous la connaissons, n'est pas possible.

## SECTION IV

### PROPRIÉTÉS DE L'EAU SELON SA TEMPÉRATURE

L'*eau froide*, qui réunit les qualités de salubrité déjà énoncées, est la meilleure des boissons ; elle calme la soif, dissout les aliments solides, tonifie légèrement l'estomac, facilite la digestion et s'introduit dans le sang dont elle répare les pertes incessantes (1).

L'*eau glacée* est un tonique énergique, mais souvent dangereux, pendant les chaleurs, surtout lorsqu'on commet l'imprudence d'en boire, le corps étant en moiteur.

L'*eau tiède* est émolliente, relâchante, donne des nausées et peut provoquer le vomissement. Mais, ce désagrément n'a pas lieu lorsque l'eau tiède est aromatisée ou mêlée à des liqueurs alcooliques.

L'*eau chaude* est excitante, sudorifique, à un degré

---

(1) L'eau sucrée est le dissolvant, le digestif par excellence, lorsqu'on la boit en petite quantité, d'intervalle en intervalle, dans les digestions laborieuses. Elle délaie, précipite les aliments dans le premier intestin, beaucoup mieux que ces liqueurs incendiaires qu'on nomme : *Chartreuse, Trappistine, Bénédictine,* etc., qui irritent violemment la membrane muqueuse de l'estomac et le disposent aux maladies inflammatoires.

plus élevé, elle est rubéfiante, c'est-à-dire qu'elle
rougit les membranes en y attirant le sang avec
violence.

L'eau chaude mêlée à volume égal avec une liqueur
alcoolique composée d'aromates, est un excitant très-
puissant, dont la civilisation moderne abuse sous le
nom de *punch* à l'eau-de-vie, au rhum, au kirsch, etc.
Cette boisson, éminemment excitante, ne convient
qu'aux sujets lymphatiques des contrées froides et
brumeuses ; les tempéraments bilieux ou nerveux,
et les méridionaux feront bien de s'en abstenir,
ou d'être excessivement modérés dans son usage.

La bonne eau ne perd rien de ses qualités bienfaisantes, lorsqu'elle est mélangée avec une boisson
fermentée ou distillée : vin, bière, cidre, rhum, liqueurs, etc., mais en petite quantité. Ce mélange
devient, dans certains cas, nécessaire aux estomacs
paresseux qui ont besoin de légers excitants pour
fonctionner.

Les sucs d'orange, de citron, de groseilles et de
framboises ajoutés à l'eau sucrée, composent une
boisson agréable, rafraîchissante et salutaire. Les
sirops des mêmes fruits délayés dans un verre de
bonne eau, produisent le même effet, toujours avec
la recommandation de ne pas en boire avec excès.
L'eau est indispensable à la préparation des formules
médicales et pharmaceutiques ; elle sert d'excipient

et de véhicule aux sucs des plantes, de diverses drogues et de sels solubles. C'est avec l'eau qu'on prépare les tisanes, les potions, émulsions, lotions, injections, etc. — Les hydrolats ou eaux distillées médicamenteuses ou cosmétiques ; — les bains, demi-bains, naturels ou médicinaux, — les bains de vapeur simples ou aromatiques, etc.

Enfin, on distingue une classe d'eaux tout à fait du ressort de la médecine, ce sont les eaux chargées de sels divers ou principes minéralisateurs.

## SECTION V

### LES EAUX MINÉRALES ET THERMO-MINÉRALES

Les premières sourdent *froides* de terre, les secondes *chaudes*, il en est même de très-chaudes, qui approchent de l'eau bouillante.

Les eaux minérales, très-multipliées sur la surface terrestre, particulièrement en France et en Allemagne, attirent, chaque année, une foule de baigneurs qui viennent leur demander la santé.

Ces eaux prennent les noms des principes minéralisateurs qu'elles recèlent ; on les distingue ainsi :

Eaux minérales ou thermales, sulfureuses,
— ferrugineuses,
— alcalines,
— acidulées,
— salines.

Ces dernières contiennent des quantités notables de sulfates, de chlorhydrates de chaux, de magnésie et de soude. C'est aussi dans cette classe que se rencontrent l'iode et le brôme, d'où leur appellation : *Eaux iodurées, eaux bromurées.*

Les lecteurs qui désireraient s'éclairer sur la question hygiénique et médicale des bains, à la portée des gens du monde, pourront consulter le petit traité d'*Hygiène des baigneurs,* où ils trouveront tous les détails désirés.

# CHAPITRE XVII

## LE VIN

Le **Vin** (*Vinum*), est le jus fermenté du raisin. Nous avons déjà dit, à l'article *raisin*, que la vigne appartenait à la famille des *vitacées* ou vinifères, dont une culture intelligente avait prodigieusement multiplié les variétés.

### § 1

### Fermentation vineuse ou alcoolique

Le **Vin** est le produit direct de la fermentation alcoolique du *moût*, ou jus du raisin. Cette fermentation n'aurait pas lieu si les grains de raisins restaient séparés et dans leur entier. Il est nécessaire pour qu'elle s'établisse que les grains de raisins soient

14

écrasés, voici pourquoi : le sucre, le gluten et l'albumine existent dans le même grain, séparés l'un de l'autre et fixés dans des organes spéciaux. Si le gluten qui remplit le rôle de ferment vis-à-vis du sucre, reste isolé, la fermentation n'a point lieu ; mais, aussitôt que le grain est écrasé et que s'opère la combinaison du sucre et du gluten, la fermentation commence et continue jusqu'à ce que le sucre ait été transformé en alcool et en acide carbonique.

Ainsi donc, la fermentation alcoolique est toujours produite par l'action d'une matière glutineuse ou albumineuse sur le sucre et l'eau, et les différents sels du raisin.

Le *moût* contient :

1° Sucre, eau, tannin, acides tannique et tartrique ; plusieurs autres sels ;

2° Albumine et gluten, matières considérées comme la cause immédiate de la fermentation vineuse ; car, elles sont de véritables ferments pour toutes les substances végétales qui contiennent du sucre.

Le jus du raisin est fermentescible spontanément, c'est-à-dire sans addition de ferment ; tandis que les sucs de canne, de betterave, d'érable et de tous les fruits dont on retire de l'alcool, ne deviennent fermentescibles qu'après leur acidification qui les transforme en sucre de raisin.

## § 2

# Phénomènes qui se produisent pendant la fermentation vineuse et alcoolique

Les matières azotées contenues dans le *moût*, c'est-à-dire l'albumine et le gluten, se développent, augmentent de volume en absorbant de l'oxygène. Ces deux ferments oxygénés attaquent le sucre et le transforment en alcool et en acide carbonique ; ce dernier s'échappe du liquide sous forme de petites bulles accompagnées d'un bouillonnement, *la mousse*. L'acide carbonique ne s'échappe point seul, il entraîne avec lui un excès de ferment qui forme écume à la surface du liquide. Une autre portion du ferment tombe au fond du tonneau et constitue la *lie*.

## § 3

# Des différentes sortes de vins

Les vins se distinguent en vins blancs, vins rosés, vins rouges, vins bleus ou noirs, vins mousseux, vins de liqueur et vins artificiels.

# SECTION I

## VINS ROUGES

La bonté, l'excellence des vins, en général, dépend de la complète maturité du raisin et des soins intelligents apportés à leur préparation. Dans le raisin mûr à point, le sucre *glucose* ayant acquis son maximum de développement, la fermentation parcourra régulièrement ses périodes et donnera un produit irréprochable.

La vendange du même jour, doit être versée dans la même cuve; il est essentiel de ne pas y ajouter la vendange des jours suivants, ainsi que cela se pratique chez les paysans de provinces arriérées de l'Auvergne par exemple, par la raison que la fermentation de la première vendange, déjà commencée, serait interrompue par l'addition de la seconde; ce qui nuit considérablement à la bonté du vin.

Les grappes sont écrasées de diverses manières, selon les pays; ici, c'est avec les pieds; là, c'est avec des bâtons fouleurs; mais la meilleure méthode est celle de l'écrasement au moyen de l'appareil perfectionné de *Loméni* qui presse et fait éclater le grain sans écraser les pépins.

La fermentation commence ordinairement dix à douze heures après l'écrasement des grappes; simple d'abord, elle devient double, c'est-à-dire qu'elle se manifeste supérieurement dans les grappes qui sont montées à la surface, et inférieurement dans le *moût*. L'acide carbonique, plus léger que le liquide, soulève les grappes, les fait monter pour former ce qu'on nomme le chapeau de la cuve; ce chapeau a une épaisseur de quatre à six centimètres et sert à préserver les parties inférieures du contact de l'air.

C'est dans un espace de temps indéterminé mais qui ne dépasse point quarante heures, que les rafles montent à la surface, tandis que le moût s'expurgeant toujours, remplit le fond de la cuve.

Le foulage a son importance ; il ne se borne pas à l'écrasement du grain; c'est surtout pour aviver la fermentation du moût, pour accroître sa température qu'il est utile; car la température du moût est toujours inférieure à celle du marc.

Le vigneron expérimenté, après le premier foulage se garde bien, dans les foulages subséquents, de briser la croûte formée par les rafles, parce que l'oxygène de l'air, se combinant alors avec l'alcool contenu dans les mailles de cette croûte, se transformerait en acide acétique, autrement dit tournerait à l'aigre ; ce qui arrive au vigneron ignorant, et altère toujours la qualité du vin.

Lorsque la fermentation est arrivée à son plus haut degré, c'est-à-dire du troisième au quatrième jour, on doit fouler la cuve à fond, pour mélanger les rafles au moût. Aussitôt cette opération terminée, la fermentation tumultueuse cesse; la température moyenne baisse également. Mais, au bout de peu de temps, le marc remonte à la surface du liquide, la température s'élève de nouveau et produit une dernière et faible fermentation qui ne tarde pas à s'éteindre.

§ 4

## De la décuvaison

Dès que la fermentation a cessé, que l'oreille appliquée contre la cuve n'entend plus aucun bruit de bouillonnement, le vin rouge est fait; n'importe sa couleur, il faut le soutirer immédiatement; car si on le laissait plus longtemps en cuve, il deviendrait vin bleu ou noir.

SECTION II

**VIN DE MACÉRATION**

OU VIN BLEU-NOIR

Les vins *bleus-noirs* sont dus à la macération du marc dans le vin fermenté de la cuve; leur couleur se fonce en raison de la durée de cette macération;

ce sont de mauvains vins dont on ne se sert généralement que pour faire des mélanges et donner de
la couleur aux vins qui n'en ont pas assez.

Nous venons de voir que le bon vin rouge devait
être tiré aussitôt que le bruit de fermentation avait
cessé. Pour obtenir le vin bleu-noir, il s'agit simplement de laisser cuver le marc pendant quinze à
vingt jours. Après ce temps on tire le vin qui possède la couleur désirée, mais qui est *mort*, disent les
connaisseurs ; il n'a ni arome ni saveur, c'est un vin
fade et plat. Voici les phénomènes qui se passent
pendant la macération :

La matière colorante des pellicules, le tannin, les
sels organiques et minéraux, contenus dans le moût,
sont dissous par l'alcool jusqu'à saturation. L'alcool
saturé perd de sa force, et comme le sucre et l'alcool
sont les seuls agents de conservation, et qu'ils ont
moins d'alcool que les vins rouges, il s'ensuit que
les vins bleus sont plats et fades, et tournent facilement à l'aigre, tandis que les premiers sont
agréables au goût et se conservent longtemps.

« Puisque la macération *tue* le vin, dit le Dr Jules
Guyot dans son savant ouvrage sur les vignes et la
vinification, puisque la matière colorante, le tannin
et les sels que la macération dissout en excès, loin
de concourir à la conservation des vins, contribue au
contraire à les décomposer ; puisque ces substances

loin d'ajouter aux qualités du vin, les détruisent ou les masquent à tel point qu'on ne peut reconnaître ces qualités... pourquoi fait-on beaucoup de vin de macération ? »

La plupart de ces vins sont confectionnés par des vignerons d'une complète ignorance de l'art de faire le vin ; par d'entêtés routiniers qui, malgré les faits acquis, suivent obstinément la méthode de leurs pères ; gens au palais grossier, idolâtres de la couleur, le vin bleu-noir est pour eux le vin par excellence.

Il est aujourd'hui reconnu que l'excès de couleur ne peut se soutenir dans les vins, que par une forte proportion d'alcool ; dans les vins peu alcoolisés, au bout de peu de temps, la couleur tombe en lie au fond du tonneau. Les vins de nos départements méridionaux sont les seuls qui peuvent être préparés en vins bleus-noirs, en raison de la quantité considérable d'alcool qu'ils contiennent. La plus grande partie de ces vins est vendue non aux consommateurs, mais aux marchands de *vins coupés*, qui les utilisent pour colorer les vins faibles de l'Orléanais, de la Touraine, du Beaujolais, de la basse Champagne, etc. Les vignobles du centre de la France ne produisent des vins que très peu alcoolisés, et tout à fait impropres à faire des vins de macération, et, comme nous l'avons dit plus haut, la persistance que mettent les vignerons des contrées centrales, à faire de mauvais vin bleu-noir, prend sa source dans la routine ou l'ignorance.

## SECTION III

### VINS BLANCS

Les vins blancs diffèrent des vins rouges par l'absence de la matière colorante ; ils peuvent se faire également avec des raisins blancs et des raisins noirs. Le moyen est fort simple ; il consiste à séparer le jus des rafles, pellicules et pépins aussitôt après l'écrasement des raisins, et de laisser fermenter ce jus seul, dans des tonneaux dont la bonde reste ouverte.

Après la fermentation, dont la durée dépend de la température du local, l'écume cesse de sortir de la bonde, quand les tonneaux ont été remplis, ou tombe au fond, lorsque les tonneaux n'ont été remplis qu'imparfaitement. Ce dernier système, appliqué en Champagne, paraît être le meilleur, attendu qu'il débarrasse des soins de l'*ouillage*, c'est-à-dire de remplacer le liquide perdu par la bonde.

Le vin blanc ne renferme que très-peu de tannin, mais, en revanche, plus de matière azotée que le vin rouge, ce qui fait qu'il ne se conserve pas aussi longtemps, à moins qu'on lui ajoute du tannin, addition que n'oublient point de faire les marchands de vins blancs.

Les vins blancs sont des excitants diffusibles du système nerveux; quoique plus légers que les vins rouges, ils sont moins faciles à digérer; leur action sur le cerveau est rapide, mais passagère; ils activent d'une manière notable la sécrétion urinaire.

## § 5

## Vins mousseux

Le dégagement instantané de l'acide carbonique contenu dans le vin, mis en tonneaux avant la fermentation du moût, est la seule cause qui produit la mousse. La chose essentielle est de laisser au vin la moitié de son sucre, non converti en acide carbonique, au moment où l'on descend les tonneaux en cave, à température de dix degrés, pour transformer, par le froid, la fermentation active en fermentation latente. Voici comment on opère pour faire un vin mousseux :

Aussitôt après l'écrasement des raisins, le moût, débarrassé de rafles, pellicules et pépins, est versé dans des tonneaux dont la bonde reste ouverte. Après dix à quinze jours, selon la température de la cave, l'écume cesse de sortir de la bonde des ton-

neaux qui ont été trop remplis; lorsque les tonneaux n'ont été remplis qu'à une certaine hauteur,
l'écume, au lieu de sortir par la bonde, tombe en lie
au fond du tonneau. Ce dernier système, nous le
répétons, est préférable et débarrasse le sommelier
du soin de l'*ouillage*, pour remplacer le liquide
perdu par la bonde.

Et, maintenant, voici ce qui se passe dans la bouteille à vin de Champagne :

Le sucre du raisin est décomposé en deux parties
égales d'alcool et d'acide carbonique. L'alcool reste
mêlé à l'eau du vin à la température ordinaire; l'a-
cide carbonique, au contraire, gaz très-élastique,
s'échappe bruyamment de la bouteille, aussitôt que
le bouchon cède à la pression intérieure, en entraî-
nant avec lui, une partie du vin à l'état de division
extrême qui forme la mousse.

Les vins mousseux renferment une proportion de
sucre de raisin supérieure à celle des vins rouges;
on leur ajoute encore une quantité déterminée de
sucre de canne pour être plus assuré du résultat. —
Le vin de Champagne mousseux est le type de ces
sortes de vins fort agréables au goût; ils se digèrent
facilement, mais ils excitent le cerveau lorsque les
libations ont été trop copieuses.

## § 6

## Vins rosés

Après vingt-quatre ou trente heures de cuvaison, si l'on tire le vin qui n'a pas atteint le degré de fermentation pour être rouge, on obtient un liquide d'une couleur rose. Ce vin, léger, délicieux et salutaire, est assez rare dans le commerce par la raison, qu'en général, les grands propriétaires de vignobles n'en font que quelques pièces pour leur consommation.

## § 7

## Vins de liqueur

Ces vins sont des produits des pays chauds : l'Italie, l'Espagne, la Grèce, Chypre, Samos, etc., et de l'extrême Midi de la France : vin de Frontignan, de Rivesalte, de Grenache, etc.

Il y a deux manières de faire les vins de liqueur : la plus simple comme aussi la plus naturelle est de tordre le queue du raisin attaché au cep, lors de sa complète maturité ; ou encore de couper le raisin, de l'étaler sur terre et d'attendre sa dessiccation par le soleil, ce qui a lieu en six ou huit jours.

Le second moyen consiste à récolter le raisin, à son plus haut point de maturité, et de le faire dessécher, sur des claies, au séchoir.

La dessiccation opérée, on égrappe le raisin, on écrase les grains qu'on soumet au pressoir. Le moût des vins de liqueur doit marquer 20 degrés au *gleucomètre* et contenir 20 °/₀ d'alcool.

Ces vins, fort agréables d'ailleurs, pèchent par le défaut d'acides libres, par l'excès d'alcool et de sucre; une partie du sucre n'étant pas altérée par la fermentation, le vin reste très-sucré et en même temps liquoreux.

Les vins de liqueur sont chauds, excitants, nourrissants, mais lourds; ils séjournent longtemps dans l'estomac et le premier intestin; leur absorption est lente; on les accuse d'être indigestes; c'est pourquoi l'hygiène conseille de n'en boire qu'au dessert et en très-petite quantité.

## SECTION IV

### ANALYSE DU MOUT DE VIN

PAR M. PAYEN

Cellulose, acide pectique,
Gluten, albumine,
Matières colorantes,
Huiles essentielles et matières grasses.
Glucose,

Pectates de chaux, de soude et de potasse,
Bi-tartrate de potasse,
Tartrate d'alumine et de chaux,
Sulfate de potasse,
Chlorures de chaux et de potasse,
Phosphate de chaux,
Oxyde de fer,
Silice.

A la suite de la fermentation, la cellulose et l'acide pectique sont éliminés ; une partie du tannin s'unit à l'albumine ; une grande partie du glucose ou sucre du raisin s'est transformée en alcool, fixé dans le vin, et en acide carbonique qui s'en est dégagé. Enfin, il s'est formé de l'éther œnanthique, indépendamment d'autres aromes, particuliers aux vins des meilleurs crûs.

Ainsi qu'on le voit, la composition des vins est très-complexe. Les proportions de leur alcool varient selon les climats et le mode de préparation ; le tableau suivant mettra sous les yeux du lecteur les quantités comparatives d'alcool selon les espèces de vin :

| PROVENANCES | ALCOOL |
|---|---|
| Porto et Madère. . . . . . . . . . . | 20, » |
| Xérès, Bagnols.. . . . . . . . . . | 17, » |
| Madère vieux. . . . . . . . . . . | 16, » |
| Lunel. . . . . . . . . . . | 13,7 |
| Saint-Georges, Malaga, Chypre. . . . . . | 15, » |
| Frontignan. . . . . . . . . . . | 11,8 |

| PROVENANCES | ALCOOL |
|---|---|
| Ermitage blanc. | 15,5 |
| Côte rôtie. | 11,3 |
| Sauterne blanc. | 15, » |
| Beaune — | 12,2 |
| Barzac. | 14,7 |
| Saint-Émilion. | 9,18 |
| La Réole. | 8,5 |
| Volnay. | 11, » |
| Mâcon. | 10, » |
| Champagne mousseux. | 10,6 |
| Tokai. | 9,1 |
| Rhin. | 11,9 |
| Châtillon | 7,5 |
| Vins des détaillants de Paris. | 8,8 |

Les vins du Midi sont *spiritueux-sucrés* lorsque le sucre (glucose) ne s'est pas entièrement transformé en alcool, comme dans le vin de Frontignan, de Malvoisie, etc.; ils sont *spiritueux-secs*, lorsque tout le sucre a subi la transformation alcoolique. — Les vins de Bordeaux et de Bourgogne sont moins riches en alcool, ils contiennent du tannin, sont stimulants, toniques et possèdent un bouquet qui ajoute à leur valeur. — Les vins du Rhin sont légèrement acidulés, peu alcooliques et très-estimés par l'arome qui les caractérise.

Malgré la renommée de quelques vins étrangers (Grèce, Italie, Espagne), c'est encore la France qui est le pays privilégié pour les bons vins de table, et

les autres nations sont toujours ses tributaires pour
ce produit. Du reste, la viticulture et l'art de faire
les vins sont arrivés, chez nous, à un haut degré de
perfection, depuis que nos savants se sont occupés
de la question des vins; la pratique et l'expérience
ont fait le reste.

## SECTION V

### CONSIDÉRATIONS
### HISTORIQUES ET HYGIÉNIQUES SUR LE VIN

Il n'est peut-être aucun aliment, aucune boisson
qui, comme le vin, ait été l'objet de tant de controverses et sur lequel on ait autant écrit soit en bien
soit en mal.

Chez les anciens, Hippocrate ne le prescrivait que
contre certaines maladies. — Théophraste, Aristote,
Hiérophile le bannissaient du foyer domestique, ar-
guant qu'il pouvait en troubler la paix. — Mopsus,
Bion et surtout le riant Anacréon en firent un séduisant éloge. — Socrate, sans le proscrire, le considé-
rait comme la source de beaucoup de folies et d'infirmités. — Aristippe le comparait au Nectar des
Dieux. — Platon le défendait aux jeunes gens et ne
le permettait qu'aux hommes qui avaient dépassé
leur quarantième année.

Chez les modernes, mêmes controverses : le vin a

ses détracteurs et ses apologistes. Parmi nos savants, les uns le considèrent comme salutaire à la santé ; les autres comme la source de beaucoup de maladies du canal digestif, et, remarquez bien que bon nombre de graves docteurs, ennemis de Bacchus, avouent néanmoins qu'il y a un certain plaisir à odorer et à savourer un vin des premiers crûs.

Laissant de côté toutes ces exagérations, nous, buveur d'eau, nous croyons, en bonne justice, que le vin vieux est une boisson à la fois agréable et salutaire, lorsqu'on en use modérément ; que l'abus seul en est nuisible. Tout le monde s'accorde à dire que le bon vin accroît rapidement les forces, double l'activité, bannit la crainte et les soucis, promène la gaieté autour des tables, rend l'homme plus ouvert et, parfois, laisse échapper du cœur des pensées qu'on y tenait secrètes. Nous admettons tout cela, c'est seulement contre l'abus que nous nous élevons, et, parmi les gens sérieux, nous ne rencontrerons point de contradicteurs.

Les boissons alcooliques étendues d'eau et prises en petite quantité, sont absorbées promptement sans nécessiter le travail de l'estomac. Transportées dans le sang, leur alcool est brûlé par l'oxygène, en produisant la chaleur vitale. De tous les aliments, les boissons fermentées à point, sont ceux dont l'effet est plus prompt, mais aussi le plus passager.

Le vin n'est pas un tonique, ainsi que beaucoup de personnes le croient, c'est un excitant, un stimulant par l'alcool qu'il contient ; il n'augmente pas les forces, il les développe, les stimule momentanément. On pourrait le comparer au coup de fouet donné au cheval pour lui faire franchir un obstacle ; mais, la somme des forces qu'a fait dépenser le *coup de collier* ne peut se réparer immédiatement ; il est besoin d'un certain temps pour la recompléter, ce qui nous ramène à l'axiome : *Après l'action, la réaction.* Donc, le vin excite, stimule momentanément, puis, cette stimulation passée, les forces tombent au-dessous de l'état normal et le repos devient nécessaire pour les rappeler.

Si l'usage modéré des boissons alcooliques active la digestion en facilitant la dissolution des aliments dans l'estomac, leur abus et surtout l'abus de l'eau-de-vie, rhum, chartreuse, etc., épaissit, durcit la membrane muqueuse de l'estomac, lui enlève sa sensibilité, fait perdre l'appétit ou le diminue considérablement. Le buveur mange peu et cependant son embonpoint n'est pas altéré ; il semble même jouir d'une bonne santé. Beaucoup de buveurs sont gras et rubiconds ; preuve que les vins alcooliques nourrissent ou plutôt diminuent les besoins de réparation. (Voyez l'explication de ce phénomène à l'article alcool placé plus bas.) Cet état ne peut durer toujours ; les vins les plus spiritueux ne sont plus assez stimulants pour des palais blasés ; alors, on se livre au brûlant alcool !... Peu à peu la membrane de l'estomac se raccornit, l'appétit s'efface,. la nutrition languit, les forces diminuent sensiblement, le corps perd son embonpoint, ne tarde pas à maigrir ; le cerveau, trop longtemps surexcité, devient paresseux, les idées sont lentes, les yeux, les regards, toute la physionomie ont pris une expression particulière d'hébétude qui dénote l'affaissement physique et moral. Encore quelques jours et la passion de l'alcool termine une existence désormais inutile à la société.

# CHAPITRE XVIII

## LA BIÈRE

La bière est une boisson fermentée légèrement alcoolique, préparée avec le *malt* ou orge germé, du houblon et quelques autres substances aromatiques. — L'origine de la bière ou d'une boisson analogue est très-ancienne ; les Égyptiens la fabriquaient avec l'orge, le blé, et le riz, indistinctement ; leurs colonies en étendirent l'usage sur différents points du littoral hellénique où elles fondèrent des villes. — Nos ancêtres les Gaulois fabriquaient une espèce de bière qu'ils nommaient *cervisia*.

De nos jours, chez les peuples qui habitent les contrées septentrionales de l'Europe, impropres à la culture de la vigne, la bière est la boisson la plus en usage.

La bière, fabriquée convenablement avec les quantités déterminées d'orge et de houblon de bonne qualité, est une boisson salubre, agréable et nourrissante. Lorsque, au contraire, elle est préparée avec des substances de qualités inférieures ou avariées, ce qui arrive assez souvent, la bière est nuisible et occasionne des indispositions, des maladies.

On distingue plusieurs sortes de bières, les unes *fortes*, comme l'*Ale*, le *Porter*, le *Lambic*, qui renferment de 5 à 8 % d'alcool ; — les autres plus douces et ne contenant que de 2 à 3 % d'alcool ; enfin, les petites bières, marquant à peine 1 à 2 %. — Relativement à la couleur, on les distingue en bières blanches et bières brune foncé. — Les blanches ou jaune paille sont plus légères que les brunes et plus agréables au goût, plus incisives à cause des aromates qu'on y ajoute. Les bières blanches de Louvain peuvent servir de type à ces dernières.

## § 1

Les bières les plus renommées, sont :

Le *Porter* de London.

L'*Ale* d'Écosse.

La *bière rouge* d'Amsterdam.

La — brune de Cologne.

Le *Faro* de Bruxelles.

La *bière blanche* de Louvain.

La *bière* brune de Strasbourg.

— de Lyon.

La *bière* de *Paris*, appelée *bière de table*, passe pour agréable, légère et salubre lorsqu'on n'en fait point abus.

## § 2

## Analyse chimique

Voici, d'après les analyses faites par M. Payen, auteur d'un ouvrage remarquable sur les substances alimentaires, la composition de la bière :

> Eau, plus des 9 dixièmes,
> Alcool, dextrine, *glucose*,
> Matières azotées et matières grasses,
> Essence aromatique, principe amer,
> Matières gommeuses et colorantes,
> Quantité variable d'acide carbonique,
> Acide acétique,
> Phosphates de potasse, de magnésie et de chaux,
> Chlorures de soude et de potasse,
> Silice.

Les quantités des diverses substances énumérées dans cette analyse donnent le chiffre 48 pour 1000 grammes. Or, la bière contient : 6 grammes de matières albuminoïdes ou azotées, et 42 grammes de substances amylacées, sucrées, gommeuses, et sels divers ; le chiffre 48 représente les matières nutritives contenues dans un poids égal de pain ; ce

qui est d'accord avec l'observation faite sur les buveurs de bière qui sont, en général, gros et gras.

§ 3

## Hygiène

Les bières fortes, foncées en couleur, contenant
5 à 8 °/₀ d'alcool, peuvent causer l'ivresse si l'on
en boit trop, et cette ivresse, plus lourde que celle
du vin, s'accompagne de vertiges, de coliques et
de nausées ; parfois, d'écoulements blennorrhagiques.
— Les bières incomplétement cuites, sont, comme
le moût de vin, indigestes, malfaisantes, occasion-
nant des diarrhées avec épreintes. — Les bières
acides, tournées à l'aigre, frelatées, sont dangereuses ; leur usage développe des irritations du tube
digestif, dont les effets peuvent devenir fort graves.

L'industrie de notre époque, hormis d'honorables
exceptions, se fait remarquer par son excessive avi-
dité pour le gain ; souvent elle remplace le houblon
par la racine d'*aunée*, de *patience* ou autres substances
amères ; on a même accusé quelques brasseurs d'employer la *strichnine*, violent poison, extrait de la
coque du Levant, dont l'amertume au suprême
degré, permet d'économiser le houblon.

Nous pensons que ces renseignements suffiront

pour tenir les consommateurs en garde contre les bières interlopes.

## SECTION I

### CIDRE — POIRÉ

Le mot *cidre*, selon quelques étymologistes, vient de *cidra*, qui, en Espagnol, signifie liqueur provenant du jus fermenté des pommes ; d'après eux ce seraient les Maures, établis en Espagne, qui en auraient apporté la recette d'Afrique. C'est possible ; mais les anciens auteurs, entre autres Dioscoride et Pline le naturaliste, nous apprennent que le cidre et le poiré étaient en usage chez les Grecs et les latins, sous les noms de vin de pommes, vin de poires ; ils en fabriquaient aussi avec des dattes et des figues sèches, avec des grenades et autres fruits.

## § 4

En France, il existe deux espèces de cidres : le cidre *pommé* fait avec des pommes. et le cidre *poiré* fait avec des poires. Ces deux espèces fournissent plusieurs variétés dépendant de la nature, de la maturité des fruits, du mode de préparation et de la durée de la fermentation.

Trois espèces de pommes sont employées à la fabrication du cidre :

1° Les pommes douces ou sucrées.

2° Les pommes acides.

3° Les pommes acerbes.

Le meilleur cidre est celui qui se fait avec deux parties de pommes acerbes et une partie de pommes douces. — Les pommes acides seules donnent un jus faible, fermentant difficilement, trouble, très-difficile à clarifier et à conserver.

**Fabrication**. — Les pommes sont broyées sous des cylindres cannelés ou sous des meules en pierre, et immédiatement portées au pressoir pour en exprimer tout le jus. On estime la quantité du jus qu'on en retire, à la moitié, en poids, de la pulpe écrasée.

Ce premier jus est aussitôt versé dans une cuve où sa fermentation ne tarde pas à s'opérer ; l'écume monte à la surface pendant que les matières de dépôt tombent au fond. Il est urgent de surveiller la fermentation car, dès qu'elle cesse, il faut soutirer au clair le liquide, parce qu'il se troublerait si l'on tardait à faire cette opération, et la clarification subséquente serait difficile, même imparfaite. Le cidre qui n'a pas été tiré à temps reste trouble et peu agréable à boire.

Les cidres soutirés au clair doivent être immédiatement versés dans des tonneaux, préparés à cet effet, et munis de *bondes hydrauliques*, afin de s'opposer à l'entrée de l'air pendant le dégagement de l'acide carbonique.

Le cidre qui n'a que 40 à 50 jours de tonneau est doux, légèrement piquant ; plus tard, lorsqu'il continue à fermenter, au dépens du sucre, il s'acidifie, devient plus alcoolique et enivre facilement, si l'on n'y prend garde.

Les cidres en tonneaux ne se conservent pas long-temps ; vers le huitième mois, ils prennent un goût aigrelet que les consommateurs habitués ne trouvent point désagréable. Mais, le cidre aigri exerce une pernicieuse influence sur le système dentaire. Les voyageurs qui traversent la Picardie et la Normandie sont émus, affligés de voir de jeunes filles roses et belles, dont le sourire découvre une bouche veuve de dents ou n'offrant que des dents cariées. Ce bien triste accident pour les jeunes femmes qui brillent par l'éclat de leur fraîche carnation, est le résultat forcé du cidre aigri, comme aussi de tous les acides qui ramollissent l'émail et disposent à la carie dentaire.

Ici, nous relèverons une erreur dans laquelle sont tombés la plupart des écrivains à l'égard du cidre. « En Normandie et en Picardie, contrées où l'on ne boit que du cidre, disent-ils, les habitants sont gras, forts et ont le teint fleuri. Donc, c'est le cidre, leur boisson habituelle, qui les fait ce qu'ils sont. » Ces écrivains ont oublié de se ressouvenir que la corpulence et le teint fleuri dépendent du tempérament. Les populations du Nord de la France possèdent, en général, les tempéraments sanguin ou lymphatique. Les caractères de ces deux tempéraments sont : une peau blanche et rosée, un tissu cellulaire graisseux, abondant et des formes arrondies. Or, les sujets qui appartiennent à ces tempéraments, boiraient du vin au lieu de cidre, qu'ils engraisseraient inévitablement, puisque leur constitution les y pousse. Du reste, les buveurs de vin à tempérament sanguin ou lymphatique offrent les mêmes signes de corpulence. — Par contre, les tempéraments nerveux et bilieux auraient beau user du cidre ou de la bière, ils resteraient ce que la nature les a faits ; c'est-à-dire le teint pâle ou brun, — tissu cellulaire graisseux rare, — sécheresse plus ou moins prononcée des formes, etc. L'activité presque fiévreuse des nerveux et bilieux ne permet pas aux molécules graisseuses de s'accumuler dans les aréoles du tissu cellulaire. C'est ce que j'ai observé, pendant un séjour de plusieurs années que j'ai fait en Picardie : tous les sujets sanguins et lymphatiques étaient relativement frais et gras, tandis que les sujets bilieux et nerveux, assez rares dans cette province, offraient tous, à des degrés

différents, le même teint mat et la même gracilité
de formes.

## SECTION II

### LE POIRÉ

C'est, comme nous l'avons déjà dit, un cidre préparé avec des poires, de la même manière qu'on
prépare le cidre de pommes. — Le *poiré* est plus
capiteux que le *pommé* qui ne marque à l'aréomètre
que 4 à 6 degrés, pendant que le cidre de poires en
marque de 6 à 8. C'est cette augmentation d'alcool qui rend le poiré plus *traître*, expression nor-
mande signifiant qu'il faut s'en méfier, parce que
l'ivresse est au bout de quelques libations.

Le *poiré* ne diffère du *pommé* que par une plus
grande proportion de matière sucrée qui, en s'alcoo-
lisant, donne une quantité d'alcool supérieure de
quelques degrés à celle contenue dans le cidre de
pommes.

Le *poiré* est un liquide blanc ou légèrement teinté
de jaune paille, d'une saveur agréable et piquante ;
mis en bouteilles, il fait explosion et mousse comme
le vin de Champagne. On a prétendu que le poiré
était moins salubre que le cidre de pommes, et qu'à
la longue, son influence sur le système nerveux se
manifestait par le tremblement des membres et spé-

cialement des mains. Nous ferons observer qu'on pourrait porter la même accusation contre le vin et les liqueurs alcooliques, lorsqu'on en abuse, attendu que la presque totalité des buveurs de profession sont atteints des mêmes tremblements, le matin surtout, et ils ne peuvent les calmer qu'en buvant de nouveau.

Les cidres, de même que la bière et les vins de bonne qualité, sont des boissons salutaires lorsqu'on n'en abuse point. Les cidres trop récents ou trop vieux, acides ou tournés, sont nuisibles à la santé : ils peuvent causer des obstructions, des coliques, des diarrhées, des affections du rein et de la vessie ; il est sage de les rejeter de l'alimentation.

## SECTION III

### DE QUELQUES BOISSONS COMPOSÉES POUR REMPLACER LE VIN

Il existe un assez grand nombre de ces boissons, dont quelques-unes sont hygiéniques et agréables lorsqu'elles ont été bien préparées ; mais elles ne se conservent que très-difficilement et doivent être consommées en peu de temps.

### 1. — L'HYDROMEL

Cette boisson date d'un temps immémorial : elle

était en usage, dans l'ancienne civilisation, chez les Égyptiens, les Grecs et les Romains. Pline, le naturaliste, qui en fait l'éloge, nous en a transmis la recette :

Miel blanc (du mont Hymette). . .     une partie
Eau de pluie filtrée. . . . . . .     trois parties

Versez le tout dans une chaudière, chauffez doucement, et, à mesure que l'écume monte à la surface, écumez avec soin. On reconnaît que la cuisson et l'évaporation sont suffisantes, en introduisant dans le liquide un œuf frais. S'il s'y soutient, enfoncé à moitié, on retire du feu et on laisse l'ébullition se calmer. Alors, au moyen d'un entonnoir évasé et d'un tamis placé dessus, on verse le liquide dans un tonneau préparé à l'avance; on en couvre la bonde avec une planchette mince, afin de donner issue à l'écume chassée par la fermentation. Il faut avoir soin de remplir, avec de l'eau chaude, le vide formé par la sortie de l'écume. Lorsque la fermentation a cessé, on bouche hermétiquement la bonde et l'on descend le tonneau en cave. Au bout de quelques mois, on soutire au clair et l'on met en bouteilles.

Pour hâter la fermentation qui, naturellement, est fort longue à s'achever, les pays où cette boisson est aujourd'hui en usage (la Russie, la Pologne) ajoutent une petite partie de levure délayée dans l'eau et

abrégent ainsi la durée de l'opération. — L'hydromel, fabriqué selon cette méthode, contient 5 à 6 °/₀
d'alcool et possède les qualités enivrantes du vin. —
Si, au lieu d'eau pure, on prépare l'hydromel avec
une décoction de plantes aromatiques ou une infusion de divers aromates, tels que muscades, gin-
gembre, carvi, anis étoilé, genièvre, etc., au goût
des consommateurs, cette boisson est plus agréable.

En Pologne et en Russie, comme nous venons de
le dire, l'hydromel est la boisson ordinaire du peuple, qui ne peut user du vin à cause de sa cherté.

L'hydromel, dont la préparation a été soignée,
mis en bouteilles, est, à la fois, une boisson spiri-
tueuse et nourrissante. On prétend que son usage
modéré, soutenu, non-seulement était favorable au
maintien de la santé, mais qu'il prolongeait aussi la
vie. — L'histoire romaine fournit l'exemple d'un
vieillard de cent deux ans, *Romilius Pollio*, qui
logea, pendant une nuit, l'empereur César-Auguste.
Sur la demande réitérée de son hôte, étonné de sa
bonne mine, par quel moyen il avait pu se conserver, sain de corps et d'esprit, jusque dans un âge si
avancé, le vieillard lui répondit : en buvant, avec
modération, de l'hydromel et en me frictionnant, au
sortir du bain, avec de l'huile fraîche.

## II. — PETITE BIÈRE DE MÉNAGE

| | |
|---|---|
| Coriandre. . . . . . . . | 30 grammes |
| Écorces d'oranges amères . . | 30 — |
| Houblon. . . . . . . . . | 185 — |
| Sucre. . . . . . . . . | 7.000 — |
| Levure. . . . . . . . | 125 — |
| Eau de fontaine. . . . . . | 50 litres |

Faites bouillir, pendant 40 minutes, le houblon et l'écorce d'orange dans 15 litres d'eau : ajoutez la coriande, laissez bouillir 10 minutes encore, puis passez à travers un tamis ; le liquide étant très-chaud, jetez-y le sucre, brassez quelques minutes pour faire fondre le sucre, délayez ensuite la levure que vous introduisez dans le liquide, brassez de nouveau avec un bâton et versez le tout dans un petit tonneau. La bonde restera ouverte pour donner issue à l'écume, et l'on remplacera le vide fait par l'écume avec de l'eau chaude. Lorsque l'écume cesse de sortir, la fermentation est suffisante ; on procède au collage au moyen de 2 grammes de colle de poisson délayée dans un peu d'eau chaude ; après l'avoir versée dans le tonneau, on remue en tout sens pour clarifier le liquide. Deux ou trois jours étant écoulés, on soutire pour mettre en bouteilles.

Cette boisson est hygiénique, agréable et légèrement tonique. Pour la rendre moins coûteuse, on peut substituer au sucre de la mélasse ou de la glucose ; mais, alors, elle est moins agréable au goût.

### III. — PIQUETTE MOUSSEUSE

| | |
|---|---|
| Raisins secs de Malaga. | 3 kil. |
| Pommes desséchées. . . | 1 — 500 grammes |
| Sucre. . . . . . . . | 1 — |
| Houblon. . . . . . . | 125 grammes |
| Levure. . . . . . . | 50 — |
| Eau de fontaine. . . . | 20 litres. |

Faites bouillir ensemble, pendant une heure, les pommes et le raisin dans 8 litres d'eau ; ajoutez le sucre, puis, quand il est fondu, délayez la levure et l'y versez ; passez ensuite au tamis et introduisez le liquide tamisé dans un petit tonneau ; laissez la bonde ouverte pour que la fermentation chasse l'écume. Lorsque la fermentation commence à s'affaiblir, délayez 10 grammes de colle de poisson, que vous verserez dans le tonneau ; agitez le liquide avec un bâton pour opérer le collage, et, après deux heures, mettez en bouteilles ; bouchez hermétiquement et solidement avec de forts bouchons.

Cette boisson bien préparée avec des substances de bonne qualité, possède le goût et le piquant du vin de Champagne.

### IV. — BIÈRE DE CHIENDENT

| | |
|---|---|
| Chiendent sec et haché. . . . . | 1 kilog. |
| Eau de rivière. . . . . . . . | 20 litres. |

Faites bouillir pendant trois heures, afin que l'eau

s'empare de la partie sucrée et des sels du végétal ;
passez le liquide par expression. Reversez le liquide
dans la bassine, ajoutez :

Houblon. . . . . . . . . . . 100 grammes.

Faites bouillir de nouveau pendant une heure et
ajoutez :

Sucre. . . . . . . . . . . 3 kilog.

ou à votre choix, par économie :

Mélasse. . . . . . . . . . . 4 kilog.

Lorsque le sucre est bien dissous, versez le tout
dans un petit tonneau ; sans perdre de temps, délayez :

Levure. . . . . . . . . . . 100 grammes.

que vous introduisez dans le liquide, ayant soin de
l'agiter en tous sens pour y mêler exactement la levure. La bonde du tonneau restera ouverte, afin que
l'écume, rejetée par la fermentation, puisse s'écou-
ler. — Quand la fermentation tirera vers sa fin, vous
collerez le liquide avec deux blancs d'œufs frais,
battus en neige. Le lendemain, vous soutirerez et
mettrez en bouteilles.

Cette petite bière de chiendent est salutaire au
corps, rafraîchissante et diurétique ; elle convient
particulièrement aux tempéraments échauffés.

## V. — BOISSON MOUSSEUSE

L'*Officine de pharmacie*, ouvrage remarquable et très-utile, donne la recette suivante pour boisson économique et salutaire.

| | | |
|---|---|---|
| Cassonade. | 750 | grammes. |
| Violettes (fleurs) | 4 | — |
| Sureau (fleurs). | 4 | — |
| Coriandre. | 4 | — |
| Vinaigre. | 125 | — |
| Eau filtrée. | 9 | litres. |

Faites infuser pendant trois jours ; passez à travers une étamine ; repassez une seconde fois encore et mettez en bouteilles. Au bout de quelques jours le liquide moussera.

# CHAPITRE XIX

## DE L'ALCOOL
## ou Esprit de vin

Ce mot vient de l'arabe, il s'écrivait *alkohol;* ce fut, dit l'histoire, **Albucasis**, alchimiste et médecin arabe du xi⁰ siècle, qui l'obtint le premier du jus fermenté du raisin. Arnauld de Villeneuve, également alchimiste et médecin, au xiii⁰ siècle, fit la même découverte à Paris, et lui donna les noms d'*esprit-de-vin*, d'*eau ardente*.

L'alcool, autrefois très-rare, est devenu, aujourd'hui, un des besoins de la civilisation; on en consomme d'énormes quantités pour les arts et les boissons.

L'alcool pur des chimistes est :

Un bi-hydrate de bi-carbure d'hydrogène (Dumas),
Ou un hydrate d'oxyde d'éthyle (Liébig).

Sa composition est :

| | |
|---|---|
| Hydrogène. . . . . . . . . . | 6 |
| Oxygène . . . . . . . . . . | 2 |
| Carbone. . . . . . . . . . | 1 |

La composition du sucre ne diffère que par les proportions :

| | |
|---|---|
| Hydrogène. . . . . . . . . . | 6 |
| Oxygène . . . . . . . . . . | 3 |
| Carbone. . . . . . . . . . | 6 |

C'est pourquoi on retire de l'alcool de toutes les matières qui contiennent du sucre, ainsi que nous allons le voir : L'*alcool de vin*, qui sert de type, marque 85 degrés; on l'appelle souvent, dans le commerce, *esprit de Montpellier* ou *trois-six; l'alcool rectifié* marque 90 à 95 degrés; enfin, on obtient l'*alcool absolu* ou *anhydre*, (privé d'eau) en redistillant l'alcool à 95 degrés. La betterave, la pomme de terre, les cerises, prunes, poires, pommes et tous les fruits en général, soumis à la fermentation, l'orge, le blé, l'avoine, etc., le lait, le miel, le bois même peuvent fournir de l'alcool. Les alcools de grains et de pommes de terre possèdent, à moins d'être rectifiés, un goût désagréable et une odeur empyreumatique indiquant leur origine.

C'est avec l'*esprit bon goût*, additionné d'eau, qu'on fabrique les diverses liqueurs dont l'usage abusif est très-regrettable, sous le rapport de la santé et de l'intelligence. Ces liqueurs portent les nom de leur provenance.

L'eau-de-vie *de Cognac*, réputée la meilleure de toutes les eaux-de-vie, doit sa couleur jaune-paille aux tonneaux dans lesquels on la conserve ; elle marque de 45° à 60° ; elle est le produit direct de la distillation des vins du département de l'Hérault.

Le *rhum* est le produit de la fermentation et de la distillation des sirops faits après le raffinage des sucres. Cette liqueur, lorsqu'elle est *légitime*, c'est-à-dire *vraie*, est, à la suite du repas, un très-bon stimulant pour les estomacs sains. Mais il faut se tenir en garde contre la contrefaçon ; le rhum a une odeur caractéristique que les industriels liquoristes savent imiter, en ajoutant une infusion de *tannée* dans de l'eau-de-vie.

La distillation de la mélasse brune donne le *tafia*.

Le *rack* ou *arack* se fait, dans les Indes orientales, avec du riz fermenté.

Le *gin* ou *wiski*, boisson du peuple, en Angleterre, se fabrique avec la drèche des céréales : il contient 52 0/0 d'alcool.

Le *kirsch-wasser* est le produit de la distillation du suc de merises ou cerises-noires écrasées sur leurs noyaux ; il doit son odeur d'amandes amères à une petite quantité d'acide *cyanhydrique* (violent poison).

Le *marasquin de Zara* se prépare en distillant sur leurs noyaux des pêches et des prunes, soumises à la fermentation alcoolique. Cette liqueur se rapproche du *kirsch*, mais elle lui est supérieure par sa finesse. C'est à *Zara*, en Dalmatie, que se fabrique le marasquin le plus estimé.

C'est aussi au moyen de l'infusion et de la macération dans l'alcool de diverses plantes et aromates, qu'on fabrique des liqueurs variées dont la composition se trouve dans le *Manuel du liquoriste*. La pharmacie emploie fréquemment l'alcool à préparer des teintures, alcoolats et plusieurs élixirs qui, selon le tempérament et l'état de santé du sujet, peuvent obtenir de bons résultats.

## SECTION I

### DES EFFETS PRODUITS PAR L'ALCOOL ET LES LIQUEURS ALCOOLIQUES SUR L'ÉCONOMIE HUMAINE

L'alcool est un stimulant diffusible dont l'énergie varie selon le plus ou le moins d'eau qu'il contient. La force de l'alcool se constate au moyen d'un *aréomètre*. L'eau-de-vie et les liqueurs contiennent, en général, de 45 à 60 parties d'alcool sur 55 à 70 parties d'eau. L'eau-de-vie livrée à la consommation, pour l'usage intérieur, qui ne contient que 45 %

d'alcool est moins nuisible que celle qui en contient
60 %. L'alcool concentré ou *rectifié*, qui marque 90
à 95 degrés, est un poison, agissant comme caustique
sur la membrane muqueuse de l'estomac et de l'intestin. Le malheureux que sa passion pour les
liqueurs fortes pousse à en boire, ne tarde pas à
succomber.

L'action délétère de l'alcool concentré ne se borne
pas à l'érosion des membranes du canal digestif; son
absorption par les veines détermine la coagulation
de l'albumine et de la fibrine du sang, en s'emparant
de leur eau. Des expériences faites sur des animaux
vivants ont prouvé qu'une injection d'alcool dans les
veines donnait la mort presque au même instant.

L'alcool ne peut être considéré comme un aliment,
puisqu'il n'éprouve aucune transformation dans nos
organes et ne constitue aucune partie de notre sang :
mais il joue un rôle qui a son importance. En effet,
de l'estomac il passe dans le sang où il est brûlé par
l'oxygène de l'air que nous respirons, et le produit de
cette combustion, cause de la chaleur vitale, est,
d'abord, de l'acide acétique, ensuite de l'eau et de
l'acide carbonique. L'alcool a pour effet de masquer
la faim et, mieux dit, de diminuer les besoins de réparation, parce que, étant plus combustible que l'albumine et que les matières grasses du sang, il est
le premier attaqué par l'oxygène, en sorte qu'il

protége, pendant un certain temps, les autres matières combustibles du sang. L'expérience et l'observation ont constaté que les buveurs de boissons alcooliques exhalaient journellement beaucoup moins d'acide carbonique que les buveurs d'eau. On pourrait en conclure que l'individu qui consomme peu d'aliments solides, mais qui boit modérément des boissons alcooliques, ne fait pas plus de pertes des parties de son sang que celui qui mange beaucoup et ne boit que de l'eau. La preuve de ce fait nous est, d'ailleurs, fournie par la généralité des buveurs de vins et de liqueurs, mangeant fort peu et qui, à moins d'être atteints de gastro-entérite chronique, sont gras, bien portants et, comme on dit en langage vulgaire, possesseurs d'une riche *trogne*.

## De l'abus des liqueurs alcooliques

Tous les philosophes et médecins sont unanimes contre l'abus des liqueurs spiritueuses ; beaucoup, parmi eux, les proscrivent d'une manière absolue ; les effets abrutissants de ces liqueurs sur le physique et le moral militent en faveur de cette dernière opinion. Plusieurs économistes, anglais, américains et français, effrayés des abus contagieux des liqueurs spiritueuses, et des maux qu'elles causaient, ont insisté, à plusieurs reprises, auprès de leur gouvernement, pour qu'il fût défendu de vendre au détail ces boissons incendiaires, mais les lois et décrets sont restés lettre morte.

Il est des cas cependant, où certaines liqueurs cordiales combattent la débilité des organes digestifs lorsque, toutefois, ils ne sont point atteints d'irritation chronique. Ces liqueurs, prises à petites doses, peuvent réveiller les forces languissantes de l'estomac et rendre les digestions plus faciles; mais c'est aux hommes de l'art médical d'en ordonner et d'en diriger l'emploi.

Nonobstant ces recommandations, nous croyons, avec tous les hygiénistes qui se sont occupés de cette question, que les buveurs d'eau-de-vie tirent une lettre de change sur leur santé, qu'ils payeront tôt ou tard. — C'est ordinairement vers l'âge de 45 à 50 ans que les buveurs acquittent leur dette, — les uns par des maladies chroniques du tube digestif, épaississement de sa membrane muqueuse qui peut amener le squirre, le cancer!... — Les autres sont atteints de rhumatismes, de goutte, de catarrhe, de gravelle, d'anévrisme; — Ceux-ci souffrent d'engorgements du foie, de la rate, de reins, de difficulté d'uriner. — Ceux-là sont frappés de paralysie partielle, de tremblement nerveux, de perte de la mémoire, etc. Enfin, un certain nombre de ces buveurs d'eau-de-vie offrent des signes d'une vieillesse anticipée, d'une dégradation morale qui les conduit à l'imbécillité, à la démence... Les établissement d'aliénés, par leur chiffre élevé des fous de cette espèce, démontrent la contagion de l'alcool et ses ravages dans les classes inférieures de la société.

Là, ne se bornent pas les funestes effets de l'abus des spiritueux, ils retentissent encore sur les enfants. Le parents livrés à ce vice capital n'engendrent ordinairement que des êtres chétifs, malingres dès leur naissance, sujets à des maladies nerveuses, à des convulsions; à des diarrhées chroniques, à des engorgements abdominaux; et, plus tard, s'ils ne sont point décimés, ils portent, sur leur physionomie, l'empreinte de la dégradation de leurs parents; tous se ressentent plus ou moins de leur origine, et quelques-uns sont frappés par ce mal affreux qu'on nomme *épilepsie!...*

## SECTION II

### L'IVROGNERIE

L'ivresse causée par le vin et les liqueurs fortes constitue l'*ivrognerie;* ce vice, point de départ de beaucoup d'autres vices, tend à se multiplier dans les grandes villes, où les marchands de vins au détail sont trop nombreux. C'est particulièrement dans la classe ouvrière que l'ivrognerie sévit; les vieux entraînent les jeunes, en leur répétant sans cesse que le vin donne des forces, de l'adresse, du courage, et bientôt ceux-ci suivent les vieux au cabaret; plus la pente semble douce, plus le malheur est grand. — A chaque repos, à la moindre halte, on va vider plusieurs *canons* chez le marchand de vin, avant de se remettre à l'ouvrage ou en route; trop souvent on y ajoute le petit verre d'eau-de-vie, et quelle eau-de-vie!... Ce passe-temps perfide ne tarde pas à devenir habitude et le malheur est consommé... On fréquente trois et quatre fois par jour, quelquefois plus, le comptoir du marchand de vin, et, au bout de la semaine, au lieu d'apporter à la maison le salaire intact, on en a dépensé une bonne partie au détriment de la famille besoigneuse. Si, encore, cela se bornait à l'argent dépensé, ce serait demi-mal; mais point, lorsque la pauvre femme ou mère veut faire une observation, elle est injuriée, maltraitée; souvent aux menaces succèdent les sévices; la femme est, parfois, frappée, foulée aux pieds par la brute avinée, et laissée sanglante sur le sol.

A quoi peuvent être utiles à la société ces êtres constamment alcoolisés qui, entraînés par leurs mauvais penchants, cherchent dispute à leurs camarades, se ruent sur eux, les mordent comme le ferait une bête fauve; qui se servent de leurs couteaux pour assassiner leur antagoniste; à quoi sont bons ces misérables pères de famille qui, livrés au vice de l'ivrognerie, dès le bas âge, ne rentrent au logis que pour y porter la désolation et, parfois, pour se rendre coupables d'un meurtre!... La *Gazette des Tribunaux* ne rapporte que trop souvent de semblables faits. La justice n'est pas assez sévère contre de pareils monstres qui, après avoir commis un double meurtre, en tuant leur femme enceinte d'un coup de pied dans le ventre, osent invoquer le bénéfice de circonstances atténuantes, par ces mots : —*J'étais ivre!*

Ah! tu étais ivre, dirais-je, si j'étais juge; doublez, triplez la peine; chassez loin de la société cette brute qui ne peut qu'y porter le désordre. L'ivresse, loin d'être une excuse, devrait, au contraire, être une aggravation de la peine. Sévissez! sévissez avec la dernière rigueur contre ces misérables, ces lâches ivrognes qui brutalisent les enfants, et assassinent les femmes; il faut effrayer, par l'énormité du châtiment, les ivrognes qui seraient tentés de les imiter.

Nous terminons, sur ce point, en apportant notre tribut de reconnaissance aux législateurs qui ont édicté des peines contre l'ivresse. Mais, ces peines sont encore insuffisantes puisque elles n'ont pas sensiblement diminué le nombre des ivrognes; c'est à

l'instruction obligatoire qu'il faut demander le remède. C'est en éclairant les enfants, dès le bas âge,
sur les devoirs qu'ils auront un jour à remplir, en-
vers la société, la famille; c'est en leur inspirant
l'horreur des ivrognes et une constante aversion
pour les maisons de marchands de liqueurs alcooliques, qu'on arrivera, avec le temps, à effacer de nos
mœurs la stupide et dégradante passion de l'ivresse.

## SECTION III

### LE VINAIGRE

Les principes composant le vinaigre à l'état de
pureté chimique sont les mêmes que ceux de l'alcool; la seule différence existe dans les proportions
de ces principes : *oxygène, hydrogène, carbone.* Mais,
à cet état de pureté le vinaigre, devenu acide acétique, corroderait la membrane muqueuse de l'estomac; pour être employé dans l'alimentation, il doit
contenir 80 % d'eau; les vinaigres faibles en contiennent davantage.

Tous les spiritueux peuvent être transformés en
vinaigre par la fermentation acide (1). Les vinaigres
les plus en usage sont ceux de vin et de bière. Dans

(1) Le vinaigre qu'on obtient par la distillation du bois ren-
fermé dans des cornues en tôle, se nomme acide *pyro-ligneux.*

le vinaigre provenant du vin, l'analyse chimique trouve de l'albumine, de la dextrine, du sucre, du tartrate acide et sulfate de potasse, plus un atome d'acide œnanthique odorant dans les vinaigres provenant des vins à bouquet, et une matière colorante rougeâtre dans les vinaigres colorés. Lorsque la fermentation acide a été incomplète, le vinaigre conserve encore une parcelle d'alcool qui ne tarde pas, sous l'influence de l'oxygène, à se tranformer en acide acétique.

Les propriétés du vinaigre et des acides faibles sont de dissoudre les matières albuminoïdes dans l'estomac, et, conjointement avec le suc gastrique, de transformer les corps fibrineux en gélatine. On peut donc avancer que les assaisonnements acides et les sauces piquantes facilitent la digestion des viandes, lorsque l'acide est en juste proportion.

Mais, d'autre part, plusieurs expériences sur le vif tendraient à prouver que le vinaigre et les acides faibles produisent un effet contraire sur la *légumine*, principe azoté des lentilles, pois et haricots secs. Ce fait étrange indiquerait que la légumine, quoique classée dans le groupe des substances albuminoïdes, n'est point de même nature que l'albumine des viandes. — Or, si cette assertion est fondée, si le vinaigre, le jus de citron, le verjus, etc., durcissaient la légumine au lieu de la dissoudre, il serait

prudent de ne point vinaigrer les mets préparés avec
les haricots, pois ou lentilles.

Tous les acides dont on fait usage, soit comme
aliments, soit comme boissons, possèdent une action
très-prononcée sur le sang ; ils augmentent sa fluidité
et diminuent le volume de ses globules. — L'usage
continué, pendant quelque temps, des mets et des
boissons acides, délabre l'estomac, appauvrit le sang
et détériore les constitutions les plus robustes. —
Avis aux personnes qui, dans l'espoir de diminuer
leur embonpoint, abusent du vinaigre et des fruits
acides ; le jour n'est pas éloigné où elles s'en répen-
tiront ; alors, il sera trop tard... de tristes infirmités
remplaceront en elles la santé à jamais perdue...

## SECTION IV

### LE SUCRE

La composition du sucre est :

| | |
|---|---:|
| Carbone. | 42,11 |
| Oxygène. | 51,52 |
| Hydrogène. | 6,37 |
| | 100,00 |

L'alcool et le vinaigre sont également composés
de carbone, d'oxygène et d'hydrogène, mais en proportions différentes.

On distingue deux sortes de sucre ; les uns sont

fermentescibles, les autres ne le sont point. — Les sucres de canne, de betterave et d'érable *saccharifère* occupent le premier rang des sucres fermentescibles; viennent ensuite les sucres de raisins, de dattes, de figues et de lait. — Les sucres non fermentescibles sont fournis par le suc de réglisse, par le *fraxinus ornus*, dont on obtient la *manne*, et par beaucoup d'autres plantes. — Enfin, on peut retirer du sucre sous forme de sirop (*glucose*), de la sciure de bois, des rognures de papier, du vieux linge, etc., etc.

Les sucres les plus en usage sont les sucres de canne (*arundo saccharifera*), de betterave et d'érable saccharifère. Le sucre provenant de la canne et de la betterave est plus doux, plus agréable au goût que le sucre de raisin et d'autres végétaux; probablement parce qu'il est plus pauvre en oxygène et hydrogène, et qu'il est plus riche en carbone.

Le sucre contenu dans le miel est toujours associé à diverses substances, telles que cire, acide lactique, matière résineuse (*propolis*), et quelquefois à du *couvain*, lorsque le miel n'a pas été soigneusement purifié.

Les procédés pour la fabrication et le raffinage du sucre sont arrivés, aujourd'hui, à un haut degré de perfection. — Les énormes quantités de matière sucrée qu'on retire de la betterave, en France, font une sérieuse concurrence aux sucres exotiques.

17

On rencontre un principe sucré dans tous les aliments végétaux dont nous faisons notre nourriture ; ce principe, après avoir subi plusieurs réactions dans l'estomac et les intestins, se transforme en sucre liquide et arrive ainsi dans la circulation veineuse.

Toutes les matières sucrées en général, de même que les sels et les acides excitent les papilles de la bouche et les glandes salivaires dont elles augmentent la sécrétion ; le suc gastrique est aussi sécrété plus abondamment sous leur influence ; conditions excellentes pour favoriser la digestion.

En résumé, le sucre et ses similaires remplissent un rôle important dans l'alimentation ; ils sont à la fois aliments respiratoires et aliments *adipogènes*, c'est-à-dire propres à la respiration et à la formation du tissu graisseux de notre corps. — La richesse des sucres en carbone en fait un aliment précieux pour la combustion pulmonaire. Le lecteur a vu, au chapitre *Aliments respiratoires*, que la chaleur animale dépend de cette combustion. Donc, on peut, sans crainte, se régaler de sucre et de mets sucrés, sans abus toutefois ; le vieux proverbe qui dit que le sucre ne fait mal qu'à la bourse et pas aux dents, prend sa source dans une longue expérience.

# CHAPITRE XX

## CAFÉ — THÉ — CHOCOLAT

Nous réunissons dans ce chapitre ces trois boissons qui renferment des principes alimentaires, que ne possèdent point les boissons fermentées : — la caféine, la théine et la théobromine sont des principes azotés qui, de même que la viande, se transforment en albumine. D'ailleurs, le sucre, le lait ou la crème qu'on ajoute, le plus souvent, au café, au thé, au chocolat, les font admettre dans la classe des aliments mixtes ; le chocolat particulièrement, que beaucoup de personnes mangent sec pour calmer la faim et attendre le repas suivant.

### SECTION I

#### LE CAFÉ

Fruit du caféier (*coffea*), famille des rubiacées, tribu

des cofféacées. — Le caféier est un arbrisseau de
4 à 6 mètres de hauteur, originaire des contrées
brûlantes de l'Arabie et de l'Abyssinie ; son nom lui
vient probablement d'une vallée de cette dernière
contrée, nommée *Kaffa*, où il croît spontanément.
— Les fleurs du caféier, disposées en groupes alter-
nes, sont blanches et répandent une odeur jasminée.
Les fruits, d'abord verts, passent au rouge en mûris-
sant ; ils ont la forme d'une cerise, et contiennent,
pour noyau, deux graines dures ; ces deux graines
ou semences, séparées de la pulpe qui les recouvre,
constituent les grains de café que nous connaissons.

Le sultan Sélim, dit l'histoire ottomane, ayant
conquis l'Égypte, en 1517, apporta le moka dans
*Stamboul*, sa capitale (Constantinople). — Les Véni-
tiens et les Génois qui commerçaient avec le Levant,
furent les premiers importateurs du café en Europe.
— Vers la fin du XVIIe siècle, les Hollandais purent se
procurer quelques pieds de caféier, aux environs de
Moka, qu'ils transplantèrent dans leurs colonies de
Surinma et de Batavia, où ils se multiplièrent en fort
peu d'années. — Le roi de Hollande, ayant fait présent à Louis XIV de trois pieds de caféier, le ministre
des colonies donna mission au chevalier de Clieux de
les transporter à la Martinique. — Pendant la tra-
versée, deux pieds se desséchèrent faute d'eau ; le
troisième fut immédiatement transporté dans un

terrain favorable; il prospéra et s'y multiplia si rapidement, qu'en moins de vingt années, la France recevait de la Martinique plus de cinq millions de kilogrammes de café. — D'après Dulaure (histoire de Paris), ce fut *Soliman Aga*, ambassadeur de la Porte à Paris, qui, en 1669, enseigna aux Parisiens l'usage du café. — Un Arménien de sa suite y ouvrit le premier café, où les parfums du moka attirèrent des amateurs. — Quelque temps après, un Grec d'origine, nommé Procope, fonda, rue de l'Ancienne-Comédie, le second café, qui devint le rendez-vous des gens lettrés; ce café existe encore aujourd'hui à la même place.

Tout produit alimentaire nouveau, fait naître des hésitations, des répulsions. Les curieux, les gourmets se hasardent les premiers à le goûter; s'ils le trouvent bon, ils en font l'éloge et l'adoptent. D'autres viennent ensuite qui le trouvent mauvais, déblatèrent contre et le signalent comme dangereux. Il en a été de même pour le thé et la pomme de terre, dès leur importation en France. C'est pourquoi le café, avant d'arriver au degré de consommation fabuleuse où il est parvenu de nos jours, a eu ses oscillations de baisse et de hausse. Parmi les détracteurs du café, on cite plusieurs anciens médecins qui, non-seulement le signalèrent comme nuisible à la santé, mais encore comme un poison lent. — C'est à cette occasion que Fontenelle répondit : — *Fort lent, en effet, car voilà plus de quatre-vingt-dix ans que j'en use.* Voltaire aussi était un grand amateur et consommateur de café ; il vécut quatre-vingt-cinq ans, et eût peut-être atteint la longévité de Fontenelle, si son voyage de Ferney à Paris, et les émotions que lui causa la représentation de sa dernière pièce, n'eussent abrégé ses jours. — Ces médecins et leurs adhérents n'avaient sans doute pas réfléchi aux différents modes très-variés, d'où cet axiome : ce qui fait bien à l'un peut faire mal à l'autre ; — ce qui est agréable à celui-ci, est désagréable à celui-là ; — le même mets, la même boisson, sont d'une digestion très-facile pour un estomac, tandis qu'ils sont indigestes pour cet autre. Ces médecins avaient aussi oublié de tenir compte de l'abus qui rend nuisible les meilleures choses ; s'ils fussent entrés dans ces considérations physiologiques, ils n'auraient pas fulminé contre la graine de *Moka.*

Nous dirons, à la louange des progrès de la science, que les médecins modernes apprécient différemment le café. Le docteur Gaubert, dans son savant ouvrage sur l'hygiène de la digestion, a fait justice de ces délations en ces termes :

« Le café, dans l'état d'intégrité de nos organes, ne mérite, en aucune façon, les reproches qui lui ont été adressés ; et l'on peut traiter de bavardage insignifiant, toutes les déclamations contre cette liqueur, et réserver pour les malades les interdictions de la médecine. »

## SECTION II

### INFLUENCE DU CAFÉ SUR NOTRE ORGANISATION

L'action excitante du café n'est contestée de personne, c'est à cette propriété et aussi à son arome qu'il doit sa renommée. L'infusion du moka, préparée selon l'art, est un breuvage délicieux ; elle stimule l'estomac et ne saurait nuire à la digestion, ainsi qu'on l'a supposé, puisque son action est excitante. Mais, l'influence principale, énergique du café, se porte sur le cerveau ; pendant cette excitation toute spéciale, la pensée s'élève, le champ des idées s'agrandit, l'imagination fécondée s'enrichit de vives couleurs ; en un mot, le moka, bien préparé, et pris avant les heures d'étude, imprime au cerveau une activité créatrice, dont les hommes de lettres et les artistes apprécient la haute importance. — Nous devons ajouter que l'influence du café n'est pas la même sur tous les individus ; les tempéraments, les dispositions particulières des systèmes nerveux, l'état présent des organes, les habitudes, etc., en modifient incontestablement l'action. Et, c'est, sans nul doute, la cause des opinions tout à fait opposées qu'on a émises sur l'influence du café. — Les sujets excitables en subissent l'influence très-marquée, pendant que cette influence est à peine sensible chez les sujets lymphatiques. — L'habitude, dont la puissance sur notre organisme est incontestable, joue ici un rôle important. S'il se rencontre un petit nombre de personnes chez lesquelles une tasse de café noir arrête ou retarde la digestion, le plus grand nombre, au contraire, en éprouve un salutaire effet. Dans les villes, la tasse de café après dîner est devenue une habitude presque générale; avec le temps, cette habitude s'est convertie en besoin, et la plupart des habitués digéreraient mal leur dîner si la demi-tasse de café leur faisait défaut.

Le café au lait contre lequel on a tant écrit, de nos jours, comme étant la cause d'une infirmité assez commune aux femmes des grandes villes, est l'objet d'une accusation rien moins que fondée. C'est à la vie anormale des cités, à l'air confiné des locaux où se donnent les soirées, les bals; à l'air épais, chargé d'émanations miasmatiques des ateliers insalubres; c'est au défaut d'exercices physiques et aux excitants de tous genres qu'il faut attribuer les leucorrhées tenaces et l'étiolement qui affligent les citadines. Car, le café au lait possède des propriétés nutritives assez importantes pour ne pas le condamner; c'est ce qu'on verra plus bas, par l'analyse chimique.

M. Payen, l'éminent chimiste, s'est assuré qu'un liquide composé de café et de lait, à parties égales, renfermait trois fois plus de matières nutritives qu'un bouillon de viande ordinaire du même poids. — De plus, les observations faites par M. de Gasparin sur un grand nombre d'ouvriers du nord de la France, observations reconnues exactes par des hommes de science, ont démontré que le café possédait une autre propriété, celle de *retarder l'échange des éléments qui constituent l'organisme humain.* Autrement dit, le café au lait restant assez longtemps dans l'estomac, s'oppose à la faim, retarde l'assimilation des matières nutritives, et conséquemment les pertes que le corps fait sans cesse. — Le professeur Lehmann, dans une série d'expériences sur l'homme et les animaux, a confirmé l'assertion de M. de Gasparin en ces termes : *Le café agit sur l'organisme animal en stabilisant les éléments qui le composent.*

Ainsi donc, le café possède trois propriétés notables qu'on ne rencontre réunies nulle part :

La première identique aux substances alimentaires.

La seconde d'exciter le cerveau, d'accroître l'activité intellectuelle sans fatigue du centre nerveux.

La troisième, tout à fait singulière, de permettre une dépense de forces physiques, sans pourtant occasionner de pertes sensibles des éléments de l'organisme humain

17.

## § 1

## Composition chimique du café

Les analyses de plusieurs chimistes français et
étrangers ont donné les résultats suivants :

| | |
|---|---|
| Cellulose. . . . . . . . . . . . | 30, » |
| Matières grasses. . . . . . . . . | 13, » |
| Glucose, dextrine, acide végétal. . . . | 15,5 |
| Légumine, caféine. . . . . . . . . | 72,5 |
| Chloroginate de potasse et de caféine. | 5, » |
| Caféine libre. . . . . . . . . . . | 2,8 |
| Huile *essentielle* insoluble. . . . . . | 0,001 |
| Essence à odeur suave. . . . . . . . | 0,000 |
| Sels de potasse, de magnésie, de chaux / Acides sulfurique, silicique, tannique ! | 6, » |

$$148,814$$
Perte    87

## § 2

## De la Caféine

La *caféine*, matière azotée du café, est tout à fait
identique à la *théine* du thé ; elle cristallise en aiguilles soyeuses et se dissout dans l'eau et l'alcool.
Les chimistes Robiquet et Boutron, qui ont analysé
les diverses sortes de café, indiquent les proportions
de caféine contenues dans chaque sorte comme il
suit :

| | |
|---|---|
| Martinique. . . . . . . . . . . . | 1,76 |
| Bourbon. . . . . . . . . . . . | 1,79 |
| Alexandrie. . . . . . . . . . . | 1,26 |
| Java. . . . . . . . . . . . | 1,26 |
| Cayenne. . . . . . . . . . . | 1,06 |
| Saint-Domingue. . . . . . . . . . | »,86 |

Les cafés de Moka et d'Alexandrie sont les plus riches en huile *essentielle* aromatique.

## SECTION III

### DES VARIÉTÉS DE CAFÉ

On compte vingt et quelques variétés de café; mais quatre ou cinq seulement possèdent l'arome et le goût qui les font préférer aux autres : Le *Moka*, le *Bourbon*, le *Martinique* et le *Cayenne*.

Le *Moka* se reconnaît à sa couleur jaune, à ses grains inégaux, petits et arrondis; cette dernière forme résulte de ce qu'une des graines jumelles avortant très-souvent dans sa silique, l'autre graine peut se développer en liberté. Cette variété est la plus riche en arome et la plus estimée.

Le *Bourbon;* ses grains sont petits et de couleur jaune-verdâtre. Provenant des plants de Moka, malgré le changement de climat, le Bourbon a conservé les qualités aromatiques de son origine.

Le *Martinique;* ses grains sont de couleur verdâtre;

son amertume est très-prononcée; mélangé au Moka et au Bourbon qui lui communiquent leur arome, il devient agréable et savoureux.

Le *Cayenne* est d'un vert nacré, de forme aplatie et régulière. Cette variété, encore peu répandue, mérite cependant de l'être, par la richesse de son arome qui se développe au moment de sa torréfaction.

Le *Saint-Domingue* se reconnaît à ses grains plats, allongés, et à sa couleur vert-clair. Sa saveur amère, son arome très-peu développé l'ont fait ranger dans les cafés les plus ordinaires.

Il existe, dans le commerce, beaucoup d'autres variétés de cafés, tels que ceux de *Java, Sumatra, Guadeloupe, Jamaïque, Havane, Brésil, Dominique, Surinam, Porto-Rico, Manille,* etc. Mais ces cafés inférieurs sont très-peu estimés, et considérés comme des sous-variétés.

§ 3

## Torréfaction des grains de café

POUR DÉVELOPPER L'AROME ET OBTENIR L'INFUSION CHARGÉE
DE SES PRINCIPES

La torréfaction doit se faire à feu vif, rapidement et ne point dépasser la couleur blonde. Lorsqu'on fait griller le café jusqu'au brun-noir, il se produit une caramélisation extérieure excessive qui détruit l'arome naturel et répand une odeur empyreumatique. La saveur est aussi altérée, de telle sorte qu'au lieu d'obtenir une infusion suave et de bon goût, on n'en obtient qu'une désagréable. Néanmoins, on rencontre beaucoup de personnes, dans la classe moyenne, qui préfèrent l'infusion caramélisée à cause de sa couleur foncée. Cette aberration du goût provient du peu de délicatesse de leurs organes dégustateur et olfactif, et aussi d'une longue habitude.

La torréfaction blonde, c'est-à-dire ni pâle ni trop brune, est donc la première condition pour obtenir une infusion excellente, irréprochable.

## § 4

### De l'infusion

Le meilleur mode d'infusion, d'après les maîtres, est :

Poudre de café (pas trop fine)  .   125 grammes
Eau bouillante.  .  .  .  .  .  .  1,000   —

La poudre ayant été préalablement introduite dans une cafetière à filtre, on verse peu à peu dessus l'eau bouillante, et l'on bouche le bec de la cafetière, afin de s'opposer à la sortie de la vapeur aromatique.

L'expérience a constaté que 125 grammes d'infu-

sion de café blond donnaient 5 à 6 grammes de
matières azotées; tandis que 125 grammes d'infusion de café brun-noir n'en donnent que 3 à 4. Or,
comme c'est la matière azotée qui représente la
partie nutritive du café, on comprendra qu'il est
nécessaire d'en opérer la torréfaction au degré
convenable.

§ 5

## Des cafetières

On connaît un assez grand nombre de cafetières
se rapprochant toutes du modèle primitif; celles dont
on se sert le plus généralement sont les cafetières à
filtres. L'infusion, avec ces cafetières, est bonne,
mais n'est pas irréprochable, parce qu'elle a perdu
une partie de son arome. Plusieurs de ces ustensiles
approchent du but mais ne l'atteignent point. De
l'avis des amateurs compétents, les cafetières *perfec-
tionnées* sont celles qui permettent de chasser la
vapeur d'eau bouillante à travers la poudre de café
et, ensuite, d'opérer immédiatement la filtration
dans le vide. Ces cafetières ne donnent à l'eau bouillante que le temps nécessaire pour dissoudre les
matières grasses et azotées, les sels solubles et les
huiles *essentielles* aromatiques; la cellulose, le tannin et les sels de chaux restent dans le marc. D'où

on a conclu que les cafetières qui atteignent ce but, ont incontestablement les plus avantageuses, les meilleures.

## SECTION IV

### LE CAFÉ-CHICORÉE

Ce café, qui n'en mérite point le nom, est fabriqué avec la racine, torréfiée et réduite en poudre, de la chicorée sauvage, appartenant à la famille des *synanthérées*.

Sous le premier empire, à l'époque du blocus continental des côtes de France, le sucre et le café étant hors de prix, un chimiste français eut la gloire d'extraire le sucre de la betterave, et l'industrie tenta de remplacer le café par la racine de chicorée. En peu de temps le café-chicorée se répandit dans le pays et put, momentanément, tromper les mangeurs de café au lait. La coutume de faire un mélange de poudre de chicorée et de café s'est conservée dans la classe moyenne et ouvrière de la société, imbue du préjugé qu'un café au lait *bistre foncé* est meilleur qu'un café légèrement teinté. Elle ignore qu'elle gâte ainsi le bon café, sans profit pour la saveur et la nutrition.

On a vu plus haut, que le bon café contenait trois

fois plus de matières nutritives qu'un bouillon de viande. Le café chicorée au contraire, ne contient que des sels de chaux, de potasse, une huile empyreumatique, du tannin en forte proportion, et un peu de sucre caramélisé par la torréfaction.

L'infusion de chicorée seule n'est pas buvable, autant vaudrait boire une infusion de tan ou d'autre écorce amère, cette infusion ne pourrait être utile que dans les diarrhées chroniques ; comme boisson alimentaire elle est sans valeur. Malgré cette réprobation d'hommes compétents, l'importation annuelle, en France, de la poudre de chicorée, par la Belgique et l'Allemagne, s'élève à plusieurs millions de kilogrammes !!!

On a constaté que l'industrie avide de gain, frelatait, falsifiait ce produit avec de la sciure de bois, du marc de café et de la poudre de tan épuisée ; avec des poudres de pois, de lentilles, de féveroles ; des débris de vermicelle, de semoule, de malt épuisé, colorés à cet effet. Mais ce qui est pis encore, c'est que l'analyse chimique a trouvé dans certaines chicorées, plusieurs substances très-nuisibles à la santé : le cinabre, le massicot, l'ocre rouge, la terre d'ombre, etc. Avis aux consommateurs de chicorée.

# SECTION V

## LE THÉ

Nom donné aux feuilles du *théa*, arbuste de la famille des Hespéridées, originaire de la Chine et du Japon. — Le thé fut introduit en Europe, au XVII<sup>e</sup> siècle, par les Hollandais qui, à cette époque, commerçaient avec la Chine. Plus tard, un capitaine de navire rapporta de *Canton*, la seule ville chinoise ouverte alors aux étrangers, des semences de théa qu'il donna à Linnéus. Le célèbre botaniste les sema dans le jardin botanique d'Upsal ; plusieurs de ces graines prirent racines et cinq ans après poussèrent des feuilles et des fleurs. Ce fut ainsi que la Suède fit connaître cette plante à l'Europe.

L'arbuste à thé ressemble beaucoup au *camélia Sasanga ;* il est même difficile de le distinguer de ce dernier au feuillage, lorsqu'il n'est pas en fleurs.

On a cru longtemps que le théa comprenait deux espèces, produisant l'une *le thé vert* et l'autre *le thé noir ;* plusieurs botanistes, Linnéus lui-même, admirent cette distinction ; mais, du jour où l'on put pénétrer dans ce mystérieux empire, on apprit que c'était le même arbuste qui fournissait toutes les sortes de thé. Les marchands de thé chinois finirent par avouer, qu'avec les feuilles du même arbuste, ils fournissent les thés noirs et les thés verts. Il est

aujourd'hui avéré que les différences de couleur et
de formes tiennent à l'âge et au choix des feuilles,
aux époques de la cueillette et surtout aux procédés
de préparation et de dessiccation. Les feuilles sont
desséchées sur des plaques de tôle chaudes, où elles
se crispent, se tordent et sont roulées sur elles-
mêmes. Les *thés verts* premier choix se font avec des
feuilles triées une à une et roulées sous la main. —
Les feuilles des *thés noirs* premier choix, sont égale-
lement triées et, avant leur enroulement, soumises
à une légère fermentation qui leur donne la couleur
noire. — Pour les *thés perlés, poudre à canon*, les
feuilles sont incisées transversalement, roulées, repliées et tordues sur elles-mêmes, d'où la forme qui
les caractérise.

Le *théa* ou arbuste à thé produit trois récoltes
annuelles : la première se fait au commencement de
l'hiver ; les feuilles qui n'ont alors que quelques mois
de végétation, sont très-tendres et encore recouvertes
d'un léger duvet, elles donnent le thé le plus estimé
comme aussi le meilleur. Manipulées avec des soins
minutieux, ces jeunes feuilles sont converties en thé
*poudre à canon* (**Chou-Cha**), ou thé impérial, réservé
pour l'usage du souverain. Ce thé n'est pas exporté ;
celui que le commerce vend sous le même nom est
une imitation, une fraude. — La seconde cueillette
se fait dans la première quinzaine du printemps ;

elle fournit deux variétés, le *thé vert* et le *thé-bou*, qu'on exporte et qui sont l'objet d'un négoce très-considérable. Ce sont ces deux variétés qui produisent les premières qualités de thé; mais qui sont généralement altérées par l'addition de qualités inférieures. — La troisième et dernière cueillette a lieu vers la fin de l'été, lorsque les feuilles ont acquis tout leur développement; cette cueillette ne produit que des thés communs qui sont abandonnés à la classe populaire.

## SECTION VI

### THÉS EXPORTÉS DE CHINE
#### POUR LA CONSOMMATION EUROPÉENNE

Dans son intéressante monographie du thé, M. Houssaye établit la classification suivante :

| Thés noirs | Thés verts |
|---|---|
| Pékoé ou Péko d'Assam, | Hyson, |
| Pékoé orange, épithète an- | Hyson junior, |
| glaise, | Hyson Schoulang, |
| Pékoé noir, Hüng-Muey, | Hyson Skin, |
| Kongo. | Yu-tseon, |
| Pouchang, | Poudre à canon (thé perlé, |
| Souchong, | Tun-ké, |
| Ning-yong, | Thé impérial du commerce, |
| Hong-long, | roulé en boules, comme le |
| Kampoy, | thé perlé et qui n'a que le |
| Swang-che, | nom du vrai thé impérial |
| Bohéa. | réservé au souverain. |

De ces diverses sortes de thés, c'est le Pékoé d'Assam qui est le plus fin, le plus suave, mais aussi le plus cher des thés noirs; — les deux premiers Hyson de la liste ci-dessus, sont les plus estimés des thés verts.

## FLEURS AJOUTÉES AU THÉ POUR RENFORCER LEUR PARFUM.

L'arome contenu dans les feuilles de thé est naturellement assez faible, quoique se développant sous l'influence de la température. On sait aujourd'hui que les Chinois jugent nécessaire de relever l'arome de plusieurs sortes de thé par l'addition de quelques fleurs, parmi lesquelles on cite : l'*éléa fragrans*, les *fleurs de jasmin*, du *camélia sesanka*, etc. Le thé pékoé, le plus fin des thés noirs, n'est pas toujours sans quelque mélange de fleurs.

### Analyse du thé
PAR LE CHIMISTE HOLLANDAIS MULDER

| SUBSTANCES CONTENUES DANS LE THÉ | THÉ VERT | THÉ NOIR |
|---|---|---|
| Huile *essentielle* . . . . . . . . | 0,79 | 0,60 |
| Chlorophylle . . . . . . . . . | 2,22 | 1,84 |
| Cire. . . . . . . . . . . . | 0,28 | » |
| Résine. . . . . . . . . . . | 2,22 | 3,64 |
| Gomme. . . . . . . . . . . | 8,56 | 7,28 |
| Tannin. . . . . . . . . . | 17,80 | 12,88 |
| Théine et caféine. . . . . . . | 0,43 | 0,46 |
| Matière extractive. . . . . . | 22,80 | 21,26 |
| Albumine. . . . . . . . . | 3, » | 2,80 |
| Cellulose. . . . . . . . . . | 17,08 | 27,32 |
| Cendres, matières minérales. . . . | 5,56 | 5,24 |

Plusieurs chimistes reprenant l'analyse de Mulder, ouvèrent d'assez grandes différences avec les leurs.

. Péligot, professeur de chimie au Conservatoire es arts et métiers, s'est occupé sérieusement des nalyses de plusieurs sortes de thé ; et, dans un tra- il remarquable, inséré dans la Monographie de . Houssaye, il a démontré que les quantités de éine et d'une substance azotée, qui a quelques pports avec la *caséine*, seraient de beaucoup supé- eures aux quantités indiquées dans les analyses ites précédemment. La feuille du thé, selon ce chi- iste, contiendrait des proportions de matières azo- es bien au-dessus de celles que renferment tous os végétaux alimentaires ; ce qui s'accorderait, du ste, avec l'usage des classes populaires de la Chine ui mangent cette feuille cuite, en guise de légumes s'en trouvent très-bien.

## § 6

## Manière de préparer l'infusion de thé pour en obtenir tout l'arome

Les doses de thé sont de :

4 grammes pour une tasse,
8 — pour deux tasses,
12 — pour quatre tasses,
18 — pour six tasses.

Les théières en argent ou en métal anglais sont préférables à celles en porcelaine. On commence par échauder la théière avec de l'eau bouillante; cette eau est ensuite versée dans les tasses pour les échauder aussi. — La théière ayant été bien égouttée, on y introduit la dose de thé, et l'on verse, immédiatement dessus, l'eau en complète ébullition, jusqu'à moitié de la théière, pour couvrir toutes les feuilles ; on fait aussitôt tomber le couvercle de la théière qui doit fermer hermétiquement. On laisse infuser de six à huit minutes au bout desquelles on ajoute le restant de l'eau, et on laisse encore infuser deux minutes. Pendant ce temps, l'eau mise dans les tasses, pour les échauder, est jetée et remplacée par la quantité de sucre jugée convenable. Alors, on verse le thé dans les tasses. L'infusion étant encore très-chaude, c'est le moment d'y ajouter de la crème ou du lait, au goût des consommateurs. — Lorsqu'on doit boire plusieurs tasses de la même dose, il est essentiel de ne vider d'abord la théière qu'à moitié, et de la remplir d'eau chaude immédiatement après avoir versé les premières tasses. De cette manière le thé destiné aux secondes tasses, a le temps de s'infuser.

*Nota.* — Il est de toute nécessité de se servir d'eau bouillante afin de dissoudre les substances contenues dans le thé : albumine, théine, gomme, etc., et de s'emparer de tout l'arome; sans cette précaution, c'est-à-dire si l'eau n'était pas bouillante, une grande partie de ces substances et de l'arome seraient perdus.

## SECTION VII

### L'INFLUENCE DU THÉ SUR L'ORGANISME HUMAIN

L'influence de l'infusion de thé sur le système nerveux des personnes qui n'en font point un usage habituel n'est pas contestable; ses effets varient selon les tempéraments et la quantité qu'on en boit. Autant est lourde et stupéfiante l'excitation des boissons alcooliques, autant est précieuse l'excitation du thé pour les hommes de lettres ou de cabinet.

Il est essentiel de faire une distinction entre les deux sortes de thés connues sous les noms de thé *vert* et thé *noir;* relativement aux effets produits.

L'action du *thé vert* est énergique, violente même sur les sujets non habitués à cette boisson; l'action du thé noir est au contraire douce et bienfaisante.

Le thé vert provoque des troubles nerveux, des palpitations de cœur, des tremblements, des malaises, de l'oppression, une sensation pénible dans la poitrine et parfois des défaillances; toujours de l'insomnie lorsqu'il est bu le soir.

Le thé noir fait au contraire éprouver un sentiment de bien-être général ; il active la pensée,
donne un libre essor aux idées et, souvent élucide
le côté obscur d'une question.

Ces deux sortes de thés produisent, comme on
voit, des phénomènes nerveux bien différents ; et
cependant leurs principes actifs sont absolument
les mêmes ; ils ne diffèrent que par la quantité de
ces principes, plus élevée dans le thé vert que dans
le thé noir.

Le thé vert, seul en infusion, est peu usité chez
nous ; sa violente influence sur le système nerveux
l'a fait abandonner. Néanmoins, comme il possède
beaucoup plus d'arome que le thé noir, on prépare
et l'on vend un mélange dit d'amateur, composé de
trois parties de thé noir et d'une partie de thé vert.
Ce mélange. assure-t-on, est complétement inof-
fensif.

Les propriétés thérapeutiques de l'infusion chaude
du thé, en tant que sudorifique, c'est-à-dire comme
excitant des sécrétions cutanées et urinaires, sont
reconnues de tout le monde, et peuvent être mise à
profit, le cas échéant. Plusieurs médecins l'ont ad-
ministrée avec succès dans la période algide des
fièvres intermittentes.

Le thé, considéré comme excitant nerveux, est
contraire aux tempéraments irritables ; il aggrave les

irritations de poitrine, du cœur et des entrailles ; — il convient, au contraire, aux constitutions lymphatiques, molles et lentes ; aux habitants des pays froids et brumeux.

Nous devons dire, en terminant cet article, que malgré notre peu de sympathie pour la boisson chinoise, il serait déraisonnable de supposer qu'une boisson dont l'usage est aussi généralement répandu en Asie, en Europe et dans le nouveau monde, ne possédât point quelques-unes des éminentes propriétés qu'on lui attribue ; néanmoins son abus débilite l'estomac et peut causer des désordres nerveux dans l'organisme humain. Nous partageons aussi l'opinion de plusieurs médecins qui admettent qu'un déjeuner composé d'œufs frais, de tartines beurrées et de thé à la crème pour boisson, est aussi nourrissant que salutaire à la santé, particulièrement pour les personnes sédentaires. Nous pensons aussi que le thé pris immédiatement après un grand dîner est plutôt nuisible qu'utile à la digestion : mais une tasse de thé, après un copieux dîner lorsqu'une partie des aliments est passée dans l'intestin, devient très-utile pour précipiter la partie restant dans l'estomac. Ce bon effet du thé est hors de doute.

Le thé étant sujet à de nombreuses adultérations, il est prudent de ne point l'acheter chez les petits fabricants et les épiciers. Pour avoir la certitude

18

qu'un thé est de provenance légitime, il est indispensable de le prendre dans les grands magasins qui en font leur spécialité; nous citerons entre autres, les *Thés* de la **Compagnie Coloniale** dont la réputation de probité, solidement assise, est une garantie de la bonté de ses produits.

## SECTION VIII

### LE CACAO

Fruits ou graines du *cacaoyer*, de la famille des malvacées.

Le *cacao*, *théobroma*, tire son appellation de deux mots grecs signifiant aliment des Dieux.

Originaire des forêts humides de l'Amérique équatoriale, le cacaoyer s'élève de six à huit mètres du sol; ses fleurs sont rouges; ses fruits, semblables à des concombres, mesurent 18 à 24 centimètres de longueur; à l'époque de la maturité des graines, l'enveloppe devient jaunâtre et ligneuse, chaque fruit renferme de 25 à 30 graines ou amandes enchâssées dans une pulpe couleur de chair, acide et sucrée.

Les fruits, après avoir été cueillis, sont brisés pour en retirer les graines; l'enveloppe et la pulpe desséchée restent sans emploi; les graines sont enfouies assez profondément en terre, afin qu'un commencement de fermentation les dépouille de leur amertume; on les retire de terre au bout d'un certain temps, pour les exposer au soleil; on les fait ensuite griller au moyen de bassines de fer, afin d'en détruire le germe; sans ces précautions, les amandes conserveraient une assez grande amertume.

Le commerce vend plusieurs sortes de cacao, provenant toutes du même végétal transplanté et cultivé en des contrées différentes, le *cacao-caraque* et mieux dit le *caracas*, le *maragnon*, le *cacao de la Martinique*, de *Saint-Domingue*, de *Surinam*, de *Cayenne*, de *Guayaquil*, etc. Le *caracas* est le plus estimé.

De l'avis des premiers fabricants de chocolat de la capitale et de tous les connaisseurs, le cacao-caraque employé seul produit une pâte sèche et défectueuse; tandis que trois parties de caraque et une partie de maragnon donnent une pâte moelleuse et bien liée. Les bons chocolats se préparent selon ce procédé.

L'analyse chimique du cacao a donné les résultats suivants :

Matière grasse (beurre de cacao en grande quantité),
Albumine (matière azotée en forte proportion),
Théobromine, stéarine,
Gomme,
Amidon, dextrine,
Principe colorant rouge,
Cellulose,
Sels minéraux,
Eau.

Maintenant, si l'on compare la composition du cacao avec celle du froment, on acquerra la conviction qu'il contient beaucoup plus de substances nutritives que la première des céréales ; c'est, en effet, ce que prouve l'expérience.

## § 7

## Le Chocolat. — Sa préparation

Le chocolat est l'alliance intime du sucre aux graines de cacao réduites en pâte, au moyen de diverses manipulations et de broyage à la mécanique, dont voici un léger aperçu.

1re *opération*. — Les graines de cacao sont d'abord légèrement torréfiées dans un cylindre, à l'instar du café ; ensuite on les verse entre deux cylindres, armés de pointes, pour en opérer la décortication qui s'achève par le vannage.

2e *opération*. — Le cacao mondé est jeté dans un mortier qu'on a eu la précaution de chauffer ; et l'on procède au broyage. Lorsque le cacao est réduit en pâte grossière on y ajoute une partie du sucre destiné à sa confection. On continue le broyage en y ajoutant, peu à peu, le restant du sucre pour donner du corps à la pâte. C'est à ce moment qu'on introduit les aromates tels que : vanille, cannelle, ambre, etc., selon le goût des consommateurs. On continue encore quelque temps à broyer pour opérer le mélange, et l'on passe à la troisième opération.

*3e opération.* — La pâte, sortie du mortier, est placée sur un appareil marchant à la vapeur pour en compléter le broyage. Cet appareil que la plupart de nos lecteurs ont vu fonctionner dans les usines de chocolaterie, est composé d'une table circulaire, en marbre ou en granit, chauffée en-dessous. Sur cette table se meuvent des rouleaux également en granit qui écrasent la pâte, tandis que des couteaux ramasseurs, fixés obliquement à ces rouleaux, la ramènent sans cesse sous eux. La pâte ainsi broyée et rebroyée assez longtemps est beaucoup plus fine, plus délicate que celle obtenue par le broyage à bras, qui, d'ailleurs ne se pratique plus que dans les localités pauvres et arriérées.

*4e opération.* — Lorsque la pâte de cacao, intimement mêlée au sucre, est arrivée à son degré de perfection, on la coule dans des moules auxquels une machine imprime de légères secousses pour la tasser régulièrement. Le chocolat se durcit en se refroidissant et éprouve un retrait qui rend sa sortie facile.

Telle est, en abrégé, la préparation du chocolat. Mais, l'industrie ne se borne pas à ne fabriquer que du chocolat en tablettes ; elle confectionne aussi une variété de bonbons sous formes de dragées, de

pralines, de pistaches, croquettes, figurines, etc.,
qui sont d'un grande ressource pour les voyages, et
surtout pour les cadeaux du jour de l'an.

§ 8

## Chocolats hygiéniques. — Analeptiques

Les *chocolats hygiéniques* se préparent avec des
cacaos et des sucres de premier choix, sans addition
de substances étrangères. Ils conviennent particulièrement aux constitutions délicates, aux convalescents, aux enfants, aux vieillards et à toutes les
personnes qui, ne pouvant digérer une nourriture
abondante, exigent un aliment réparateur sous un
petit volume. Le reproche adressé au chocolat d'entretenir la constipation intestinale, est une erreur et
prouve, au contraire, sa valeur nutritive. La vraie
cause de la rareté des selles vient de ce que tout le
chocolat qu'on a mangé est absorbé et assimilé à
nos organes, sans presque laisser de résidu; preuve
convaincante, on le répète, de sa valeur alimentaire.

Le mot *analeptique* signifie relever, soutenir l'élément vital et réparer les forces perdues; or, un chocolat qui donne un si beau résultat est un aliment
précieux.

## Chocolats analeptiques

Le chocolat analeptique se prépare en ajoutant à la pâte de cacao, première qualité, 8 à 10 % de l'une des fécules exotiques de *salep, sagou, tapioka, arow-rot*. Ces fécules, riches en principes adipogènes et en gelée végétale, unies au cacao, constituent un aliment aussi doux que réparateur. C'est pourquoi il est ordonné aux convalescents d'affections gastro-intestinales, aux constitutions nerveuses, délicates, aux personnes épuisées par les veilles, les travaux intellectuels, les passions tristes, ou par l'abus des plaisirs.

Mais, les fécules exotiques étant d'un prix assez élevé, beaucoup de fabricants leur substituent la fécule de pomme de terre. Bien que cette supercherie ne soit point dangereuse, elle n'en est pas moins coupable; d'abord comme mauvaise foi et ensuite comme n'atteignant point le but de l'ordonnance du médecin; ce qui est doublement répréhensible.

C'est pour ces motifs que nous conseillons à nos lecteurs, dans l'intérêt de leur santé, de ne jamais acheter de ces *chocolats interlopes* que leur bas prix rend suspects, et de ne faire usage que des chocolats portant le cachet des grandes usines renommées par la perfection de leur matériel et l'excellence de leurs produits ; c'est nommer *la Compagnie colo-niale* dont les chocolats sont estimés des vrais connaisseurs.

*Nota.* — Les falsifications ou adultérations du cho-colat sont aussi nombreuses que fréquentes ; nous les avons signalées dans notre *Hygiène alimentaire;* au nombre de ces falsifications il en est qui peuvent occasionner de graves accidents, tels l'oxyde rouge de mercure, le cinabre, le minium ou plomb rouge, etc. Il est prudent, nous le répétons, de n'acheter son chocolat que dans les maisons de confiance.

# CHAPITRE XXI

## RATION ALIMENTAIRE

---

### PROLÉGOMÈNES

Une nourriture convenable et bien réglée n'est pas chose indifférente, car la santé en dépend. Trop d'aliments comme pas assez sont deux excès dangereux; — si l'assimilation l'emporte sur les pertes que fait le corps et que cet excès soit continué, l'obésité, la pléthore sont à craindre. — Si, au contraire l'assimilation est au-dessous des pertes, la maigreur, la faiblesse, la débilité surviennent et tout l'organisme souffre. On aurait, certainement, évité ces deux états maladifs si, *en comptable* prudent, on eût proportionné les dépenses aux recettes et *vice versa*.

La nourriture qui ne se compose que d'un ou de

deux aliments est également vicieuse, puisqu'elle
prépare le dépérissement de plusieurs organes et des
infirmités qui, plus tard, seront difficiles à guérir. Le
corps humain étant composé de principes divers : —
albumine, — fibrine, — gélatine, — graisses et de
plusieurs sels : — chaux, — soude, — potasse, —
phosphore, etc., il est logiquement nécessaire que
les aliments contiennent ces substances. La ration
devra donc se composer de viandes ou d'autres matières azotées pour nourrir les muscles ; — de gélatine pour les tissus interstitiels et les membranes ;
— de corps gras pour le tissu graisseux ; — de phosphate de chaux pour les os ; — de phosphore pour
la substance du cerveau ; — de soufre pour les poils
et cheveux, etc.

Dans les vingt-quatre heures, ainsi qu'on le verra
plus loin, sur un tableau, l'homme perd 750 grammes par la respiration ; — 150 grammes par la transpiration cutanée et 1,850 grammes en urines ; ce
qui fait 2,750 grammes. Il faut donc qu'il ingère
2,750 grammes pour remplacer ceux qu'il perd, autrement l'équilibre serait rompu et la santé en
souffrirait. Ceci est clair et parfaitement exact.

Nous ferons remarquer au lecteur intelligent qui
désire connaître à fond les choses, que les résultats
de la digestion ne sont qu'un échange de matières.
Le chyle, qui est la dernière transformation des ali-

ments, contient tous les principes de nos organes ;
il est versé dans le sang veineux, ainsi qu'on l'a
expliqué au chapitre 2, et le sang le distribue à
toutes les parties du corps, pour remplacer les molécules usées ; ces molécules, devenues inutiles à la vie
organique, sont rejetées au dehors et constituent les
excrétions. — Ainsi s'opère la nutrition du corps.
Cet échange de matières commence dans le sein de
la mère, se développe à la naissance de l'être, continue pendant toute la vie et ne s'arrête qu'à la mort.

## SECTION 1

### RATION ALIMENTAIRE NORMALE

#### OU

#### DE LA QUANTITÉ D'ALIMENTS DONT ELLE DOIT SE COMPOSER

La quantité d'aliments à prendre pendant les repas
du jour, doit être basée sur l'âge, le sexe, le tempérament, l'énergie digestive et la condition sociale.
— L'enfant qui croît, se développe, mange moins
mais plus souvent que l'homme fait, et digère plus
vite. — L'homme mange plus que la femme. Il en
est de même pour les tempéraments et les profes-
sions ; — le bilieux mange davantage et plus vite
que le lymphatique ; — l'homme de peine livré à de
rudes travaux manuels a besoin d'une plus grande
quantité d'aliments que le buraliste sédentaire.

La ration alimentaire doit se trouver en rapport avec les pertes que fait le corps dans les vingt-quatre heures, par les diverses excrétions. Voici, d'après plusieurs savants expérimentateurs, le chiffre de ces pertes et de quelle manière elles s'opèrent (1).

L'*azote* et le *carbone* contenus dans nos aliments sont deux principes immédiats strictement nécessaires à l'entretien de la chaleur du corps et à sa nutrition. Le carbone est brûlé dans les poumons par l'oxygène de l'air qu'on respire. Cette combustion a un double but : le premier de changer le sang noir des veines, chargé de carbone, en sang vermeil et vivifiant ; — le second de produire de l'acide carbonique et de l'eau qui sont chassés des poumons à chaque expiration. C'est au moyen de cette opération de *chimie*, qu'on pourrait nommer *animale*, que la chaleur du corps et la vie s'entretiennent.

L'azote est aussi indispensable que le carbone à la nutrition et au développement des organes ; c'est pour cela qu'on a qualifié de *plastiques* les aliments azotés.

Un physiologiste expérimentateur, M. Scharling, dans un remarquable travail sur cette question, conclut ainsi :

(1) Il est très-important pour les lecteurs qui ne sont ni physiologistes, ni chimistes de bien retenir et méditer la démonstration qui suit.

1° L'homme jeune expire des quantités variables d'acide carbonique aux différentes époques du jour.

2° La quantité de carbone brûlé, dans les poumons, est plus grande quand il a mangé que lorsqu'il est à jeun ; plus aussi à l'état de veille que pendant le sommeil.

3° L'homme brûle plus de carbone que la femme.

4° Les enfants brûlent, proportionnellement plus de carbone que les hommes.

En général, l'homme bien portant, pour maintenir ses forces et sa santé présentes, doit consommer 2 kilogrammes 750 grammes d'aliments solides et liquides, en vingt-quatre heures. — Dans ce chiffre est comprise l'eau que renferment les aliments solides et l'eau qui lui sert de boisson ; la quantité de cette dernière est approximativement évaluée à 1,850 grammes, il ne reste plus que 900 grammes de matières sèches, ainsi réparties :

150 grammes de matières azotées,
750 grammes de matières carbonées ou non azotées.

Les 150 grammes de matières azotées ne représentent que 20 grammes d'azote environ. Les 750 grammes de matières non azotées, ne représentent, en équivalent, que 300 grammes de carbone.

Maintenant, si l'on compare la quantité des aliments introduite dans l'estomac, avec la quantité

d'acide carbonique et de matières azotées expulsées
du corps par la respiration et les diverses excrétions,
on arrive au même chiffre, ainsi que le démontre le
tableau suivant :

| IL EST ENTRÉ dans LE CORPS en 24 heures | GRAMMES | IL EST SORTI du CORPS en 24 heures | GRAMMES |
|---|---|---|---|
| Aliments solides. . . | 900 | Par la respiration. . | 750 |
| Eau contenue dans les boissons et les ali-ments solides . . . | 1.850 | Par l'exhalation cuta-née et les diverses excrétions. . . . . | 150 |
| | | Urines . . . . . . . | 1,850 |
| | 2,750 | | 2,750 |

Les quantités indiquées dans ce tableau ne sauraient représenter qu'une moyenne ; car il est des
sujets qui mangent plus, de même qu'il en est qui
mangent moins.

Les 300 grammes de carbone et les 20 grammes
d'azote qui ont servi à réparer les pertes faites par la
respiration et par les diverses excrétions, sont journellement renouvelés pour entretenir le corps dans
son état normal. Le lecteur comprendra facilement
qu'un individu ne conservera son poids et sa santé
que conditionnellement à la réparation des pertes
qu'il a subies, en d'autres termes : la réparation doit

être égale aux pertes faites pendant vingt-quatre
heures. — Si la réparation est insuffisante, le poids
du corps diminue; si elle est en excès, le poids augmente. — Lorsque cette augmentation provient d'a-
liments azotés, c'est le système musculaire qui la
produit ; lorsqu'elle est due à une nourriture grasse
et féculente, c'est au tissu graisseux qu'il faut l'attribuer.

## SECTION II

Nous avons dit plus haut que 20 grammes d'azote
et 300 grammes de carbone étaient nécessaires pour
réparer les pertes faites par la respiration et les diverses excrétions du corps ; or, voici quelques
exemples de rations normales qui renferment ces
quantités.

### 1er Exemple

|  |  | AZOTE | CARBONE |
|---|---|---|---|
| Pain | 917 | 11 | 267 |
| Viande | 300 | 9 | 33 |
|  |  | 20 | 300 |

### 2e

|  |  |  |  |
|---|---|---|---|
| Pain | 750 | 9 | 225 |
| Viande | 367 | 11 | 75 |
|  |  | 20 | 300 |

### 3e

|  |  |  |  |
|---|---|---|---|
| Pain | 500 | 6 | 150 |
| Viande | 400 | 15 | 46 |
| Pommes de terre | 800 | 2 | 106 |
|  |  | 20 | 300 |

**4ᵉ**

| Pain | 200 | 3,60 | 90 |
|---|---|---|---|
| Viande | 100 | 3 | 11 |
| Haricots | 246 | 13,40 | 190 |
| | | 20 | 300 |

Ces exemples, bien entendu, ne sont point donnés comme règle inflexible ; il est même fort rare qu'ils soient suivis par les personnes de la plus stricte tempérance, attendu que chacun mange à sa faim, et ne pèse pas ses aliments. Il est prouvé par l'expérience journalière que quelques grammes de plus d'azote et de carbone n'entraîne aucun dérangement dans la santé. Tous les individus ne se ressemblent point, quant à l'appétit : les uns mangent beaucoup et digèrent vite ; les autres mangent peu et digèrent lentement, sans pour cela que leur santé soit compromise. Notre unique but est de rappeler aux gourmets et aux gloutons que les excès de bouche sont toujours nuisibles à la santé ; si ce n'est pas sur le moment, ce sera plus tard.

*Autres exemples.* — Les jours où les personnes habituées à la viande ne pourront ou ne voudront pas en manger, elles devront la remplacer par des aliments très-azotés, tels que les œufs, les haricots, lentilles et pois secs. Ces légumineuses contiennent autant d'azote que la viande à poids égal.

## 1er Exemple

|                        |     | AZOTE | CARBONE |
|------------------------|-----|-------|---------|
| Pain                   | 500 | 6     | 150     |
| Haricots secs ou lentilles | 235 | 5 | 100     |
| Œufs (nombre)          | 2   | 6     | 30      |
| Fromage fait           | 100 | 3     | 20      |
|                        |     | 20    | 300     |

## 2e

|                           |     |     |     |
|---------------------------|-----|-----|-----|
| Pain                      | 500 | 6   | 150 |
| Pois secs                 | 240 | 5   | 80  |
| Œufs (nombre)             | 3   | 9   | 45  |
| Fromage fait              | 100 | 3   | 20  |
| Confiture groseilles      | 20  | 0   | 20  |
|                           |     | 23  | 315 |

Nous le répétons encore, ces quantités ne sont point une règle à laquelle on doive strictement s'astreindre ; elles spécifient seulement la ration nécessaire à l'entretien des organes par lesquels fonctionne la vie, sans augmentation ni déperdition de leur substance. On dépasse presque toujours, à moins d'être au régime, les quantités d'azote et de carbone de la ration. On peut donc manger davantage, selon l'âge, le tempérament, l'activité physique, sans, pour cela, nuire à la santé ; mais modérément, parce que l'excès est toujours dangereux. Nous parlons ici des hommes faits, car les adolescents, la jeunesse ont besoin d'une augmentation d'aliments, selon leur croissance et leur activité ; la vieillesse, au contraire, qui décroît, mange

peu et choisit les mets propres à exciter son appétit
en flattant son palais.

Les quelques exemples de rations normales sus-
indiquées, peuvent se varier de vingt et vingt manières, en substituant une viande, une chair à une
autre chair : le bœuf au mouton, au veau ; le veau,
le filet de porc en remplacement du filet de bœuf. —
Le lapin de garenne peut être facilement substitué
au lièvre ; le poulet gras au faisan ; le canard à la sar-
celle. — Parmi les poissons, les amateurs trouveront
une grande variété ; de même parmi les légumes frais
ou herbacés.—Les légumineuses n'offrent que quatre
espèces : les fèves, haricots, pois et lentilles qu'on
peut manger à l'état frais ou sec ; dans le premier
état, leur digestion est plus facile, mais elles nourrissent beaucoup moins que desséchées, lorsqu'elles
ont entièrement perdu leur eau de végétation. On a
pu voir au tableau des rations normales que les légumineuses desséchées contenaient plus d'azote, de
carbone, et moins d'eau que la viande, à poids égal.

Les œufs, le laitage, les légumes et les fruits de
toutes sortes doivent aussi entrer dans le régime
alimentaire sagement raisonné.

### CONCLUSION

La conclusion de ce chapitre est celle-ci :

L'homme, par la conformation de ses organes digestifs, est naturellement porté à se nourrir de viandes et de végétaux. Une nourriture exclusivement animale ou exclusivement végétale, prolongée abrégerait son existence. La nature l'a voulu ainsi, puisqu'elle lui a donné un appareil digestif différent de celui du loup et du chameau. C'est vainement qu'on cite des peuples, des peuplades dont la nourriture est purement végétale ou purement animale ; ces citations sont erronées. Les historiens voyageurs ont mal observé. Les peuples de l'Inde qui vivent, en grande partie, de riz et de salep, mangent des matières azotées, telles que les œufs, le poisson, le fromage, etc. Les peuplades qui vivent de chasse, mangent instinctivement des fruits, des racines et même des herbes. Parce que les premiers ne trouveraient point assez d'azote dans le riz et le salep pour l'entretien des parties azotées du corps, et les seconds ne retireraient pas assez de carbone des viandes et chairs de leur chasse, pour alimenter la fonction pulmonaire, la respiration.

On a aussi avancé qu'on pouvait vivre de pain et de légumineuses, à l'exclusion de viandes. Les montagnards, les paysans et les malheureux chez la plupart des nations vivent généralement de pommes de terres, de fèves, de choux et autres légumes. C'est encore une erreur. — D'abord, par la raison que le pain et les légumineuses, à l'exclusion de tout autre aliment, finiraient, au bout d'un certain temps, par fatiguer l'estomac, engendrer le dégoût, rendre les digestions difficiles et occasionner de graves désordres dans l'économie entière et compromettre la vie. — Ensuite, il est inexact que les classes pauvres du peuple ne consomment jamais de viande ; si elles en mangent rarement, elles la remplacent par des repas multipliés de mets grossiers que ne pourrait pas digérer l'estomac du citadin. — L'activité physique du journalier, l'air pur et vivifiant des montagnes, le lait, les fromages, la soupe au lard, etc., lorsque la quantité ne fait pas défaut, suffisent largement à les maintenir en état de force et de santé. Les montagnards d'Auvergne et du Cantal en sont un exemple frappant.

Nous terminerons ce chapitre en donnant un dernier conseil aux sujets nerveux et aux lymphatiques. Pour les premiers, la ration alimentaire doit se composer de viandes rôties, de chair tendres peu assaisonnées, de beaucoup de légumes frais, de laitage, si l'estomac le digère bien, de fruits mûrs, de mets sucrés et de boissons tempérantes. Les sujets nerveux offrant un corps généralement allongé, grêle, fluet, les aliments féculents au jus de viande leur sont recommandés pour opérer une nutrition doublement favorable au système musculaire et au tissu graisseux.

— Choisir et varier les aliments, car les estomacs nerveux ont des caprices, ils se dégoûtent aujourd'hui des mets qui leur plaisaient hier. — Éviter les excès de table; s'abstenir des boissons excitantes, alcooliques, ou les noyer d'eau. Voyez pour compléter ces détails, ce qui est dit à l'article tempérament nerveux; page 356.

Les sujets lymphatiques adopteront un régime opposé à celui des estomacs nerveux. — Les mets de haut goût, le gibier à chair noire, le rosbif, le bifteck saignant et toutes viandes rôties leur conviennent, à l'exception des viandes gélatineuses. Ils doivent se priver des ragoûts à sauces grasses, et de tous les assaisonnements gras ou huileux; — les fécules et les pâtes, les mets sucrés et, en général, toutes les substances que le travail de la digestion transforme en graisse leur sont interdites; également les vins doux et les liqueurs sucrées. La raison de cette interdiction est celle-ci : le chyle provenant des aliments et boissons que nous venons d'indiquer, se dirige invariablement sur les tissus graisseux du corps, et en particulier autour de certaines régions, le cou, les seins, les bras, les membres inférieurs chez la femme; — le cou, le menton, et surtout le ventre, chez l'homme. Or, les sujets lymphatiques, naturellement prédisposés à une nutrition excessive des tissus graisseux de leur corps, devront se conformer au régime indi-

19.

qué plus haut et au paragraphe qui traite du tempérament lymphatique, page 361, pour prévenir, éviter cette difforme et gênante infirmité, amertume de la vie, qu'on nomme **obésité**.

# CHAPITRE XXII

## DE L'ALIMENTATION

### Et des divers régimes selon les climats, l'âge, les tempéraments, l'état de santé ou de maladie.

La description de l'appareil digestif, donnée au premier chapitre de cet ouvrage, a suffisamment démontré au lecteur que l'homme n'était ni carnivore ni herbivore *exclusivement ;* mais, qu'il participait de ces deux genres et devait se nourrir de viandes et de végétaux. — Sa vie ne peut s'entretenir avec un seul aliment du même groupe ; deux aliments de groupes différents lui sont nécessaires : les aliments plastiques ou azotés, et les aliments respiratoires ou hydro-carbonés. — Les peuplades sau-

vages qui vivent de leur chasse, mangent instinctivement quelques végétaux avec la viande ; ici,
l'instinct a dévancé la théorie qui est venue, plus
tard, confirmer la nécessité de cet instinct.

## § 1

Nos lecteurs savent maintenant que le sang apporte les sucs nourriciers à tous les organes du corps;
le sang étant composé d'albumine, de fibrine, de matières grasses et de sels divers, il est, nous le répétons,
rigoureusement logique et indispensable que les
substances alimentaires contiennent les principes du
sang, afin d'en réparer les pertes. Or, la viande contient abondamment le principe azoté ou plastique,
mais pas assez de carbone pour alimenter la combustion du sang qui a lieu dans les poumons, pendant l'acte de la respiration. Il faudrait, à l'exemple
des animaux carnivores, manger d'énormes quantités
de viande pour trouver le carbone nécessaire, et
l'estomac de l'homme n'est pas disposé pour digérer
de telles quantités. — Les végétaux ou aliments
respiratoires sont très-riches en carbone, mais ne
renferment pas assez de principes azotés pour nourrir et régénérer tous les tissus du corps.

Donc, le pain seul, la viande seule, les graisses
seules, les légumes seuls ne peuvent fournir au sang

tous les principes dont il est formé; d'où cet axiome : — Il n'est aucun des principes immédiats, soit du règne végétal, soit du règne animal qui, étant mangé isolément, puisse suffire longtemps à la nutrition complète de l'homme.

1° La nourriture de l'homme doit se composer d'aliments divers, les uns azotés ou albuminoïdes comme les viandes, les œufs, le lait, le fromage, etc., les autres, féculents, amylacés et sucrés, comme le pain, les fécules, les légumes, les fruits, etc...

2° Les matières grasses et les sels, contenus dans ces deux groupes d'aliments, concourent à compléter la nourriture normale dont le corps a besoin pour l'entretien des fonctions vitales.

Telle doit être, d'après l'expérience faite sur le vivant, la nourriture hygiénique de l'homme en état de santé, celle qui convient le mieux à ses organes digestifs.

## SECTION I

### RÉGIME ANIMAL

Ce régime enrichit le sang d'albumine et de fibrine; il donne aux muscles la consistance et la force. — Les viandes et toutes les substances qui contiennent de l'azote en fortes proportions, dont les peuples du Nord font un constant usage, multiplient les globules du sang, favorisent le développement du tissu musculaire et produisent une puissance calorifique qui, pour être entretenue, exige une abondance d'aliments azotés que ne pourrait digérer l'estomac d'un méridional.

Dans les climats tempérés, l'usage abusif du régime animal, prédispose aux maladies inflammatoires aux hémorrhagies, aux affections des voies urinaires, aux rhumatismes aigus, à l'apoplexie !... — Les statistiques sur la longue durée de la vie humaine ne sont point favorables aux grands mangeurs de viandes qui ont, en général, une vieillesse anticipée. L'histoire nous a transmis le fait des anciens Athlètes, se nourrissant de viande de porc, en énorme quantité, dans le but d'accroître leurs forces musculaires ; mais ils étaient usés avant l'âge de 50 ans.

Le régime animal augmente la fibrine du sang et aussi la proportion des phosphates qu'il contient.

Ce court aperçu suffira pour convaincre le lecteur de cette vérité : — Si l'usage *modéré* de la viande est nécessaire à la régénération du sang et à la nutrition des organes, son usage *abusif*, pendant les ardeurs de l'été, devient nuisible, quelquefois funeste aux tempéraments sanguin et bilieux qui, à l'époque des chaleurs, ont besoin d'une nourriture en grande partie végétale. — L'hygiène leur recommande beau-

coup de légumes mêlés à peu de viande rôtie ;
surtout l'abstinence des mets de haut goût, des
viandes à fibres dures et faisandées, toujours rele-
vées par des assaisonnements excitants qui excitent
violemment l'estomac, le fatiguent et préparent sa
ruine dans un temps plus ou moins éloigné ; enfin
une grande sobriété de liqueurs alcooliques.


## SECTION II

### RÉGIME VÉGÉTAL

Les effets, sur notre économie, de ce régime, sont
opposés à ceux du régime précédent. Le sang artériel est moins riche en globules, et plus aqueux ;
la vigueur musculaire est au-dessous de celle des
individus qui se nourrissent de viandes. L'activité
physique est aussi moins grande ; le tissu graisseux se développe au détriment de la chair et
devient, parfois, gênant.

Le régime végétal trop exclusif engendre des affections du système lymphatique, la *chlorose* ou pâles
couleurs, les abcès froids, la *leucorrhée*, et dans les
villes, dans les habitations où l'air pur, l'air fréquemment renouvelé fait défaut, la constitution se détériore et ne tarde pas à être frappée d'*anémie*,
(appauvrissement du sang). C'est ici le cas où le

régime animal, aidé de l'exercice physique en plein air, obtient de beaux résultats. — Le régime végétal diminue la proportion de fibrine du sang et augmente celle de l'acide carbonique.

Le régime végétal rationnel, c'est-à-dire qui n'est point poussé à l'excès pendant une durée de temps prolongée, est un préservatif contre les irritations du canal digestif et les maladies inflammatoires, en général. On a cru, peut-être à tort, qu'il diminuait la faculté prolifique ; nous disons à tort, parce que les mariages féconds sont ceux des paysans et des montagnards qui ne mangent que fort peu de viande.

Nous ferons observer que le régime végétal n'exclut point rigoureusement la présence des aliments albumineux ou azotés ; les légumineuses, les céréales, beaucoup d'autres plantes contiennent des quantités variables d'azote ; le pain, le lait, les œufs, le fromage en sont assez abondamment pourvus ; car, ainsi que l'avons déjà dit, la vie animale ne saurait être longtemps entretenue sans aliments azotés. Les peuples frugivores ont, il est vrai, un sang moins riche en fibrine et en globules que les peuples carnivores ; de là vient la différence qui existe dans la constitution physique, le caractère et les mœurs de ces peuples.

La nourriture des habitants des contrées maritimes se compose, en grande partie, de poissons, d'où leur est venu le nom d'*ichthyophages*. Une erreur qu'on trouve répétée dans beaucoup d'ouvrages, attribuait à ce genre de nourriture, l'énergie prolifique, la fécondité dont jouissent les riverains des mers ; un examen plus attentif de la question a dissipé cette erreur.

L'*ichthyophagie* prédispose à diverses maladies cutanées dont quelques-unes sont hideuses et très-difficiles à combattre ; c'est toujours l'abus qui les fait naître. On a aussi remarqué que le corps des personnes qui mangeaient journellement du poisson, exhalaient une odeur de marée ; cette odeur est si adhérente, si tenace qu'on la retrouve dans la chair des volatiles et animaux qui vivent de poisson.

## SECTION III

### ALIMENTATION SELON LES AGES

Pour tout ce qui se rattache à l'allaitement et à la nourriture de l'enfant après le sevrage, voyez la soixante-quinzième édition de notre *Hygiène du mariage*, où cette importante question est traitée avec tous les développements qu'elle mérite.

## SECTION IV

### RÉGIME DU JEUNE HOMME

Pendant l'adolescence et les premières années de la puberté, l'enfant est soumis au régime alimentaire de ses parents ou du pensionnat dans lequel il est placé pour son instruction. Mais, lorsque livré à lui-même, le jeune homme est entré dans le monde, heureux d'être son maître, il abuse bien souvent de sa liberté. C'est alors que les sociétés de jeunes gens dissipés, qu'on appelle mauvaises connaissances, sont dangereuses. Le plaisir est si attrayant, à cet âge, qu'on se laisse facilement entraîner; il hante les cafés, les restaurants où se servent les fins dîners ; excité par l'exemple des camarades, il mange et boit outre mesure ; il se lance dans toutes les dissipations qu'offrent les grandes villes, il fréquente les bals, les théâtres et les cercles où l'on joue quelquefois gros jeu et où, avec son argent, on perd le goût du travail et souvent la santé. A notre époque de décadence morale, combien de jeunes gens se trouvent dans ce cas ?

C'est pendant ces déplorables égarements de jeunesse, que les organes, violemment surexcités, contractent des prédispositions qui, plus tard, se traduisent en maladies plus ou moins graves. Tant qu'on est jeune, robuste, la force du tempérament résiste à ces folles dépenses de la santé ; mais, l'âge mûr arrive ; on paie alors, dit le proverbe, les dettes contractées pendant la jeunesse, et le proverbe dit rigoureusement vrai. — Entraîné par notre désir d'être utile à nos jeunes lecteurs, nous voilà bien loin de notre sujet ; hâtons-nous d'y rentrer.

## § 2

La nourriture du jeune homme doit être réglée sur le tempérament, l'activité et l'énergie des forces digestives. Les sujets sanguins et bilieux, qui prennent généralement beaucoup d'exercice physique et qui, en sécrétion cutanée et pulmonaire perdent plus que les sujets sédentaires, tranquilles ou lymphatiques, ont besoin d'aliments plus abondants et plus substantiels.

Le *déjeuner* se compose ordinairement d'une côtelette ou d'une tranche de viande rôtie, d'un plat de légumes, d'un fruit ou d'un morceau de fromage, si l'appétit n'est pas satisfait. — Pour boisson, du vin largement coupé d'eau ou de la bière légère.

Le *dîner*, de 5 à 6 heures, sera plus copieux que le repas du matin : une *entrée*, un *rôti*, un plat de *légumes* et un *dessert*. — Pour boisson, vin ou bière, le premier toujours additionné d'eau.

Si dans l'intervalle des deux repas, le jeune homme sentait la faim le presser, un biscuit ou un morceau de pain et un verre d'eau sucrée ou pure suffiraient pour calmer l'estomac jusqu'à l'heure du dîner.

Les jeunes gens assez sages pour diriger leur nourriture selon ces conseils, seront préservés de beaucoup d'indispositions et de maladies, triste punition des jeunes inconsidérés qui se livrent aux sensualités de la bouche.

Combien de lecteurs, souriant d'incrédulité, diront :

— Il voudrait nous mettre à l'eau, le bonhomme, mais nous ne sommes plus au collége, et ne sommes point des demoiselles.

— Oui, messieurs, de l'eau sucrée ou de l'eau pure entre les repas, pour calmer la faim, pour s'opposer au frottement des parois de l'estomac vide, et non du rhum, de l'eau-de-vie, de l'absinthe, et particulièrement de ces alcools incendiaires, corrosifs, qu'on nomme *chartreuse*, *bénédictine*, *trappistine*, etc., qu'on débite comme stomachiques et qui enflamment violemment la membrane délicate de l'estomac, la brûlent, la racornissent. Les imprudents qui en font usage, ne tardent pas d'en éprouver les funestes effets, au physique et au moral. La déplorable habitude des alcooliques est un des grands malheurs qui puissent frapper un jeune homme d'avenir ! En effet,

ce qu'on nomme vulgairement le *petit verre*, le matin,
à jeun, le petit verre après chaque repas, et selon
l'occasion, les petits verres intermédiaires qu'on ne
refuse jamais, finissent par devenir un besoin d'autant plus impérieux qu'on trouve agréable l'excitation
et, mieux dit, l'irritation que produit l'alcool sur les
parois de la bouche et de l'estomac. Mais, l'excitation
ne se borne point à ces organes, elle se propage au
cerveau; lorsqu'elle est renouvelée plusieurs fois par
jour, pendant des mois et des années, les facultés intellectuelles se rétrécissent; la pensée s'alourdit, som-
meille; l'aptitude aux travaux de cabinet languit et
se perd. Plus tard, toute occupation sérieuse devient
impossible et, de chute en chute, on tombe dans la
vie purement matérielle du portefaix et du roulier.

Veuillez, jeunes hommes, arrêter quelques instants
votre attention sur ces lignes; vous qui, par votre
instruction, êtes appelés à être utiles à vos conci-
toyens, à jouer un rôle dans la société; si j'ai pu vous
inspirer l'horreur des alcools et vous convaincre des
funestes résultats de ces boissons stupéfiantes, je
vous aurai rendu service et atteint mon but.

## § 3

## Des intervalles entre les repas

C'est une très-mauvaise habitude que celle de

multiplier ses repas, en obéissant à un sentiment
de faim factice, je veux dire point naturel. Dans
l'état de santé normal, les sécrétions des fluides nécessaires à la digestion, tels que la salive, le suc gastrique, le fluide pancréatique, et la bile, exigent un
certain temps pour se reproduire. Or, si l'estomac
conserve encore les aliments du repas précédent, et
qu'on lui en donne de nouveaux, les fluides digestifs
ne seront plus assez abondants pour imprégner et
chymifier ces nouveaux aliments ; l'activité digestive
n'étant plus en rapport avec le contenu, la digestion
languira, sera laborieuse, incomplète, le chyle plus
rare et conséquemment la nutrition imparfaite. Cette
faim factice se rencontre, assez souvent, chez les
personnes nerveuses et celles qui sont atteintes de
gastralgie ; ces personnes agiront sagement en lui ré-
sistant autant que possible, et tâcheront de la calmer par des boissons aqueuses sucrées.

## SECTION V

### RÉGIME ALIMENTAIRE DE L'AGE VIRIL

L'homme est parvenu à sa trentième année ; les
organes ont acquis tout leur développement ; il ne
doit désormais que croître en épaisseur. Cette phase
de la vie qui est la plus longue, compte environ trois

septénaires, c'est-à-dire de trente à cinquante ans;
c'est l'âge viril qu'on peut nommer seconde jeunesse.
L'homme est, alors, en pleine possession de ses facultés physiques et intellectuelles. Ces précieuses
facultés, non-seulement on doit les conserver in-
tactes, mais il faut encore les cultiver, les faire pro-
gresser, car ce sont elles qui élèvent l'homme à une
haute position dans la société. Or, le régime alimentaire et la santé sont deux conditions nécessaires à
leur conservation.

Le régime alimentaire de l'homme mûr est complexe et mieux dit, chaque individu doit adopter un
régime en harmonie avec son tempérament; ainsi,
le régime du sanguin ne saurait être celui du
bilieux; il en est de même pour le lymphatique et
le nerveux. C'est ce que nous allons démontrer en
traitant des divers tempéraments.

## SECTION VI

### TEMPÉRAMENT SANGUIN

La prédominance des appareils de la circulation
sanguine et de la respiration, sur les autres systèmes
de l'économie humaine, constitue le tempérament
sanguin. Les signes physiques de ce tempérament
peuvent se décrire ainsi : large poitrine; respiration

facile, étendue ; circulation puissante, pouls régulier ;
peau blanche, teint animé ; les yeux sont bleus, bruns
ou couleur sépia ; les cheveux blonds, châtains ou
brun-noir ; système pileux abondant ; membres arrondis, musculeux ; démarche assurée, fière.

Les signes moraux : imagination colorée, esprit
aimable, caractère enjoué, mobilité dans les idées ;
besoin de varier les occupations, les affections.
L'homme sanguin est léger en amour ; on lui reproche d'être inconstant ; mais, sous un autre aspect, il
est généreux, susceptible d'attachement, de sacrifice
et de dévouement. S'il est prompt à s'emporter, il se
calme de même ; il est franc, loyal ; il combat son
ennemi en face et s'il est vaincu, rarement la haine
creuse un sillon dans son cœur. Ce tempérament est
regardé comme le plus favorable à l'équilibre de toutes les fonctions du corps et conséquemment le plus
propre à rendre la vie agréable et heureuse.

L'homme sanguin, en général, aime la bonne
chère, il éprouve du plaisir à boire et à manger ; il se
plaît à table, savoure les mets et fait durer le plaisir
longtemps. Un régime de ce genre produit des sucs
surabondants qui se dirigent, en grande partie, sur
le tissu graisseux. — De 40 à 50 ans, quelquefois
plus tôt, le gastronome engraisse et, s'il n'y prend
**garde, cette sensualité de la bouche le conduit à
l'obésité, à la pléthore, à l'apoplexie !...**

Certes, en ébauchant cette esquisse du tempérament sanguin, nous n'avons point eu l'intention d'y
encadrer tous les individus qui appartiennent à ce
tempérament ; c'est tout simplement un exemple
que nous donnons.

§ 4

## Régime de l'homme sanguin

Deux repas suffisent, par jour, aux personnes sédentaires, celui du matin plus léger que celui du
dîner. Le sanguin devra, autant que possible, s'abstenir des mets de haut goût à cause de l'excitation que
leurs assaisonnements produisent sur l'estomac et
qui, de ce viscère, se propage au cerveau. Les viandes
rôties, les légumes aqueux, les poissons à chair blanche, les fruits de la saison et pour boisson le vin
étendu de beaucoup d'eau ou la bière. L'abstinence
de liqueurs incendiaires lui est recommandée ; déjà
très-excitable de sa nature, les alcooliques le mena-
cent de congestion cérébrale.

Les sujets sanguins qui voyagent ou qui font beaucoup d'exercices physiques pourront, s'ils se sentent
le besoin de manger, prendre quelques aliments,
pour attendre le dîner, mais que ce soit peu de chose ;
car le dîner doit trouver l'estomac libre afin d'être
facilement digéré.

Le sanguin doit être sobre des végétaux farineux, des corps gras et sucrés, parce que ces aliments se portent sur le tissu graisseux du corps et empâtent certaines régions telles que le ventre, la poitrine, le cou, et le visage dont le double menton atteint des proportions difformes. Les personnes affligées d'une énorme bedaine, savent combien cet amas de graisse est gênant ; nous les engageons à se mettre au régime détaillé dans notre *Hygiène alimentaire*, propre à diminuer cet excès d'embonpoint.

Les écueils assez difficiles à éviter pour les gastronomes, sont les grands dîners, les galas, les fêtes de famille où l'on boit et mange au-delà des forces de l'estomac. La soirée se passe gaiement ; mais la nuit le sommeil est lourd, la digestion lente ; le lendemain matin on se lève fatigué, la tête est pesante, la bouche pâteuse ; on est altéré, quelquefois une indigestion en est la suite. Les faiseurs de grands repas ont le sang épais, dit un vieux proverbe, et le proverbe a raison. En effet, l'oxygène introduit dans les poumons, avec l'air qu'on respire, n'est pas en quantité suffisante pour brûler la quantité de carbone que contiennent les aliments, en excès, ingérés dans l'estomac. Or, le chyle provenant de ces digestions forcées, étant plus chargé de carbone que celui des digestions normales, il en résulte un sang veineux plus épais, ce sang éprouve de la difficulté à passer des capillaires veineux dans les capillaires artériels, dilate ou brise ces menus vaisseaux et forme, sous l'épiderme, ces stries sanguines qu'on aperçoit sur les joues rubicondes et sur le nez des hommes dits bons vivants.

## SECTION VII

### TEMPÉRAMENT BILIEUX

Le tempérament bilieux que plusieurs physiologistes dénomment tempérament *gastrique*, à cause de l'énergie du travail de l'estomac, se reconnaît à la teinte pâle ou jaunâtre de la peau, à la couleur brune ou noire du système pileux, aux yeux vifs et brillants ; aux mouvements prompts et parfois brusques. Le tissu cellulaire graisseux étant rare, le corps et les membres sont secs, mais forts et nerveux ; les os sont gros, les chairs fermes et compactes. Toutes les fonctions et, en particulier celle de la digestion, s'exécutent avec rapidité ; c'est pourquoi ils passent pour de gros mangeurs.

Les sujets bilieux ont les passions très-développées ; ils sentent, éprouvent avec force ; les choses les plus légères les impressionnent vivement. L'amour physique tient une grande place dans leur vie ; ils aiment avec passion et haïssent de même ; constants dans leurs affections, ils se montrent jaloux, irascibles et enclins à la vengeance. Opiniâtres dans leurs projets, rien ne leur coûte pour arriver au but.

Les bilieux ont l'imagination féconde et le jugement solide, ils brillent plus par l'éclair du génie que par l'esprit de société. C'est parmi eux qu'on voit surgir les grands hommes, les héros, mais aussi les ambitieux et les grands criminels.

Vers l'âge de 45 à 50 ans le tempérament bilieux éprouve des changements, selon que la vie a été plus ou moins agitée, plus ou moins semée de déceptions et abreuvée d'amertume. Il devient nerveux, mélancolique, maniaque et, comme on disait anciennement, *atrabilaire*. La constitution physique et morale du célèbre Jean-Jacques Rousseau, peut servir de type à cette évolution du tempérament bilieux.

§ 5

## Régime alimentaire du tempérament bilieux

L'homme bilieux, bien portant, possède une puissance digestive remarquable ; il mange vite et beaucoup. Doué d'une grande activité physique et morale il a besoin de réparer les pertes qu'il fait incessamment. Le sujet sanguin savoure les mets et reste longtemps à table ; le bilieux, au contraire, n'y reste que le temps nécessaire pour assouvir sa faim. Ces deux extrêmes sont ou seront plus tard nuisibles à sa santé ; nous voulons dire que si pendant l'âge de la vigueur des organes, la santé n'en a point éprouvé des atteintes bien sensibles, il n'en est pas moins avéré, par l'expérience, que le gastronome et le glouton s'en ressentiront plus tard.

Le régime de l'homme bilieux doit, autant que possible, se composer de viandes blanches, de poissons frais, de légumes aqueux, de vin noyé d'eau ou de petite bière, afin de tempérer la chaleur et l'irritabilité de son tempérament. Le volume de son foie, l'abondante sécrétion de bile qu'il fournit et qui donne à sa peau une couleur plus ou moins jaunâtre, exigent une alimentation rafraîchissante ; jamais de liqueurs alcooliques, ni de mets épicés, irritants, s'il tient à conserver sa santé intacte. Les fruits, les boissons légèrement acides lui conviennent particulièrement. On lui recommande d'être sobre, de manger moins vite, d'éviter les grands dîners et, s'il est obligé de les accepter, de se méfier de son appétit, de le tenir en bride pour ne point surcharger l'estomac. Il ne faut pas oublier que, lorsque la sobriété fait défaut, on n'est jamais aussi dispos le lendemain d'un grand dîner, qu'on l'était la veille. L'intempérance dans le boire et le manger, pendant la jeunesse, fatigue le tube digestif et le prédispose vers l'âge de

40 à 50 ans, aux gastrites, aux entérites chroniques, aux affections du foie, des reins et de la vessie. Un assez grand nombre de sujets de tempérament bilieux, devenu nerveux à cet âge, sont assaillis par cette douloureuse et terrible affection qu'on appelle *gastralgie gazeuse* (névrose de l'estomac). Hélas ! pour eux, désormais plus de repos, leur triste existence n'est plus qu'un long martyre.

## SECTION VIII

### TEMPÉRAMENT NERVEUX

Le tempérament nerveux, à la rigueur, n'est pas un tempérament spécial, ainsi que le sont le sanguin, le bilieux et le lymphatique. On pourrait le considérer comme une modification des fonctions nerveuses, c'est-à-dire de la sensibilité qui s'est ajoutée à l'un des trois tempéraments précités. Le sanguin, le bilieux et le lymphatique, ce dernier plus rarement, peuvent revêtir la constitution nerveuse, soit par les continuelles excitations ou irritations d'une vie agitée, soit à la suite de maladies ou de longues souffrances physiques ou morales ; c'est ce qui a fait dire à plusieurs physiologistes que le tempérament nerveux était, hormis les exceptions, une constitution maladive, un tempérament acquis et non naturel.

Les sujets qui appartiennent à ce tempérament présentent à l'observation un ou plusieurs groupes des signes suivants :

Habitude du corps ordinairement grêle ou de moyenne grosseur ; — face blême, le plus souvent maigre ; — yeux vifs, — traits mobiles et s'animant à la moindre impression ; — mouvements du corps prompts et parfois brusques ; — digestion facile ou lente selon l'état moral ; — appétit désordonné, l'estomac digérant aujourd'hui une quantité d'aliments dont il ne pourra, demain, supporter la dixième partie ; — nutrition imparfaite, cause de la maigreur ; urines pâles, abondantes, défécation difficile ; — prédisposition aux spasmes, aux névroses et aux névralgies ; — sommeil léger et souvent interrompu ; — sensibilité excessive ; — émotions très-vives, tendance à l'exaltation, à l'enthousiasme ; — poussant à l'extrême l'amour et la haine ; susceptible de grands sacrifices et de dévouement ; — esprit lucide, aptitudes diverses, imagination vive ; succession d'idées rapides, d'une mobilité aussi grande dans les travaux de la pensée que dans les mouvements du corps ; — disposition prononcée pour les beaux-arts ; la poésie et surtout la musique, produisent sur ses nerfs de puissants effets ; — enfin, se passionnant pour des choses qui effleurent à peine l'esprit et les sens des autres hommes.

Tel est le tempérament nerveux porté à l'excès et qui, fort heureusement, est assez rare. Mais, nous le répétons, la qualification nerveuse a été donnée aux constitutions naturelles ou acquises, qui offrent un ou plusieurs groupes des signes indiqués ci-dessus. Or, on concevra, sans peine, que des sujets si impressionnables, dont les sensations et les sentiments sont poussés à l'extrême, doivent éprouver de fréquentes oscillations de la santé; c'est sur cette base que le régime alimentaire doit être établi.

## § 6

## Régime alimentaire du tempérament nerveux

Ce régime se compose d'une alimentation calmante, relâchante et réparatrice à la fois : — les viandes blanches rôties ou à l'étuvée, les poissons à chair tendre, les œufs frais à peine cuits; beaucoup de légumes herbacés; — les pâtes féculentes, semoule, vermicelle, riz au gras ou au lait, entremets sucrés; les fruits de la saison en parfaite maturité. En un mot, toutes les substances propres à calmer l'irritation nerveuse et à entretenir la liberté du ventre; — pour boisson de l'eau rougie avec du vin vieux, ou de la bière très-légère, ni trop récente, ni acide.

De ce régime sont exclues les viandes noires, trop excitantes, les viandes où la graisse abonde : comme celle du porc, de l'oie et certains morceaux de mouton gras à suif, les venaisons et généralement toutes les viandes coriaces qui exigent des assaisonnements irritants pour être attendries et digérées. Le sujet nerveux mesurera la quantité des aliments et le nombre de ses repas, non sur sa faim, mais sur les forces digestives de son estomac. Si deux repas sont insuffisants, il en fera un troisième, en laissant un intervalle de quatre et cinq heures entre chaque repas. Le repas intermédiaire sera très-léger. Il ne devra jamais trop manger, mais se retirer de table l'appétit non satisfait entièrement.

Là ne se bornent pas les recommandations. — Nous venons de dire que la santé de l'homme nerveux était sujette à des oscillations fréquentes; ce sera donc prudence à lui de l'observer. Dans les jours où, par une cause physique ou morale, il se sentira surexcité, soit atteint de malaise, soit de maux de tête ou de fausse digestion, il devra sauter un repas et diminuer la quantité du repas suivant. Cette simple précaution lui évitera plusieurs journées de souffrances et peut-être de maladie grave; car, pour me servir d'une phrase vulgaire : — Il ne faut pas jouer avec un estomac prédisposé aux névroses, à la gastrite chronique. On doit au contraire l'écouter, le ménager et le laisser en repos, quand il est fatigué, ne point manger lorsqu'il refuse de travailler. Si l'on commet alors l'imprudence de le forcer, les digestions sont mauvaises, souvent douloureuses ; le chyle qu'elles fournissent est pauvre et nullement réparateur. Ces repas inopportuns fatiguent les organes au lieu de les nourrir et deviennent cause d'une maladie.

*Nota bene.* — Lorsque malheureusement, pour le tempérament qui nous occupe, une maladie nerveuse de l'estomac ou des intestins s'est déclarée, la médecine et la pharmacie ne peuvent rien contre elle, le régime seul, mais un régime alimentaire bien compris et suivi avec persévérance, l'enraye, la calme, et peut, sinon la guérir, du moins l'effacer au point de faire croire qu'on en est tout à fait débarrassé, si, toutefois, un excès, une brusque infraction au régime ne vient la réveiller. Ce que nous disons là est une triste vérité. — Interrogez les personnes affligées d'une maladie nerveuse chronique de l'estomac ou des intestins, et vous jugerez si leur réponse n'est pas conforme à ma conclusion.

## SECTION IX

### TEMPÉRAMENT LYMPHATIQUE

Les signes auxquels on reconnaît ce tempérament,

sont : — peau blanche, rosée sur les joues ; chez certains sujets, face pâle, et quelquefois nuance jaunâtre ou terreuse. — Les chairs sont molles, les glandes mammaires très-développées chez la plupart des femmes de cette constitution : mais, ces glandes sont enchâssées dans une graisse diffluente qui les rend flasques. — Les muscles n'ont point le développement que fait supposer la masse du corps ; en revanche, le tissu graisseux abonde sur toutes les parties et entre les organes qu'elle empâte. — Les lèvres sont grosses, la bouche est grande. — Le système pileux de la face, des membres et d'autres régions est assez rare ; il est même des hommes qui ont la peau glabre comme celle de la femme. — La couleur des cheveux est ordinairement blonde ou tirant sur le roux-clair. — Les fonctions organiques, les mouvements musculaires sont lents, et les travaux de l'esprit participent de cette lenteur. — Les actes physiques et moraux manquent d'énergie ; c'est pourquoi les sentiments et les passions ne se manifestent que faiblement ; c'est ce qui a fait dire des lymphatiques purs, que s'ils ignoraient les joies du cœur et les plaisirs de l'amour ; en compensation ils restaient étrangers à leurs peines et à leurs emportements ; de telle sorte qu'on pourrait croire à une apathie physique et morale de leur part. — La constitution lymphatique exagérée est celle des indifférents et des égoïstes. D'un caractère doux, placide, ils sont exempts de ces haines, de ces brutalités de la vengeance qui mène au crime !... mais, ils sont en général incapables de dévouement, de grands sacrifices et d'actions héroïques.

Tel est le tempérament lymphatique; on pourrait le considérer comme le privilégié de la nature, si vivre dans le calme de l'indifférence était une existence heureuse.

Les maladies propres à ce tempérament offrent des symptômes peu intenses ; les affections inflammatoires suraiguës y sont très-rares; la marche des maladies est lente, leur résolution difficile; elles se terminent le plus souvent par l'état chronique. — Chez les enfants : le *carreau* ou gros ventre, suite de l'engorgement des glandes mésentériques, la disposition à la courbure des os, à leur carie, à la luxation spontanée du fémur (os de la cuisse). — Chez les adultes : la phthisie pulmonaire, etc. — Chez les femmes : le goître, les leucorrhées ou flueurs blanches, les tumeurs blanches articulaires, les engorgements glanduleux, la scrofule, etc., etc.

§ 7

# Régime alimentaire du tempérament lymphatique

D'après les physiologistes et les médecins les plus experts, les matières azotées doivent former la base de la nourriture des personnes lymphatiques.' Ainsi, les viandes noires, le gibier, les fromages alcalins, les légumineuses dépouillées de leurs enveloppes, les fruits acides, etc., leur conviennent. Les rôtis de mouton, de bœuf, de chevreuil, etc., retirés de la broche à point, c'est-à-dire un peu sanguinolents, sont, pour ces personnes, le meilleur mode de cuisson ; — pour boissons, les vins secs et particulièrement ceux qui contiennent beaucoup de tannin. Enfin, les sujets lymphatiques peuvent user des épices, des condiments excitants et des boissons excitantes ; mais ils rejetteront de leur nourriture, les viandes grasses, les ragoûts et autres mets à sauces chargées de beurre, d'huile ou de graisse. — Ils s'abstiendront de ces pâtés de foie gras, de ces pâtisseries à croûtes épaisses bardées de lard, etc. ; même recommandation pour les aliments féculents, vermicelle, macaronis, riz, maïs, crêpes et pour les pâtisseries sucrées au beurre, par la raison que les substances grasses, féculentes et sucrées sont trans-

21

formées, par le travail de la digestion, en acide butyrique; cet acide passe du chyle dans le sang, et
du sang, se dirige sur les tissus graisseux de notre
corps, où il se dépose et forme, au bout d'un certain
temps, ces masses de graisse qui commencent par la
corpulence du sujet lymphatique et le conduisent à
l'obésité. — Il ne faut pas oublier que c'est le tempérament lymphatique pur et le lymphatico-sanguin
qui sont les plus exposés à cette infirmité.

Les auxiliaires les plus importants de ce régime alimentaire sont : — les bains froids, la natation, l'es--
crime, la danse, l'équitation et la gymnastique, dont
les divers exercices mettent en jeu toutes les puis-
sances musculaires. — Pendant l'hiver, les personnes
délicates retireront de la gymnastique de chambre
de grands bénéfices pour leur santé (1).

_____

(1) Voyez la *Vénus féconde*, ouvrage du même auteur, dans
lequel sont décrits les *exercices de la Baguette*, remplaçant la
gymnastique et s'adressant aux enfants et aux jeunes femmes.
(Note de l'éditeur).

# CHAPITRE XXIII

## APERÇU

## Des diverses substances alimentaires

EN USAGE CHEZ LES PEUPLES ANCIENS ET MODERNES

La grande famille humaine répandue dans les îles et sur les continents du globe terrestre, puise, ainsi que nous le verrons plus bas, ses aliments dans les trois règnes minéral, végétal et animal. Mais, selon le degré de civilisation ou de barbarie des peuples et peuplades, les substances alimentaires sont plus ou moins variées et délicates, plus ou moins naturelles et grossières; c'est-à-dire, très-simplement apprêtées ou préparées avec toutes les ressources de l'art culinaire.

*Selon les climats.* — La nourriture des peuples du

Nord n'est point la même que celle des peuples du
Midi. Les septentrionaux mangent beaucoup de
viande et boivent des liqueurs fermentées, des bières
fortes, des vins, des alcooliques. — Les méridionaux,
au contraire, mangent peu de viande ; la base de leur
nourriture repose, en grande partie, sur les végétaux
comestibles, les céréales et leurs diverses préparations, les racines et tubercules féculents, les légumes
frais et desséchés, les herbes potagères, les fruits, etc.

*Selon les peuples.* — D'après les historiens de l'an-
tiquité, les Chaldéens, Égyptiens, Perses, Grecs et
Romains se nourrissaient de viandes de plusieurs
mammifères et volatiles, de beaucoup de végétaux,
d'olives, de figues et de miel particulièrement ; ils
préparaient leurs aliments avec un certain art et les
assaisonnaient de divers aromates. Leur pain fut
*azyme,* c'est-à-dire sans levain, jusqu'au jour où,
par hasard, on découvrit que la pâte fermentée donnait un pain meilleur et plus léger (1).

Les Grecs, aux temps de leur splendeur, et surtout
les Romains, engloutirent des sommes incroyables
dans leurs festins. Le fastueux Lucullus, entre autres, surpassa, en luxe de table et en prodigalités, les
plus puissants rois de l'Asie. L'histoire nous apprend

(1) Dans l'intéressant ouvrage du même auteur intitulé :
*Les Nuits corinthiennes* ou *les Soirées de Laïs,* est raconté le fait
étrange qui fit substituer le pain *levé* au pain *azyme.*

qu'il faisait servir à ses invités, des plats de langues de perroquets et de cervelles de rossignols qui coûtaient plus de dix mille sesterces (40,000 francs). — Néanmoins, si les riches de Rome ancienne rivalisaient de folies dans leurs festins, leur cuisine était loin de valoir celle des nations modernes. Le lecteur peut s'en faire une idée par un de leurs assaisonnements appelé *garum*, mélange infect de sang et de boyaux de maquereaux en putréfaction. (Nous sera-t-il permis de faire observer, entre deux parenthèses, qu'aujourd'hui même, certains fromages, passés à l'état de putridité, le *géromé*, par exemple, recherché par les goûts blasés, ne le cède point au *garum* en puanteur.)

Les anciens Égyptiens mangeaient les tiges de papyrus et fabriquaient avec une plante, nommée *lotos*, un pain si agréable, si savoureux, qu'il était passé en proverbe que ceux qui en avaient goûté oubliaient leur pays. — Les Hellènes des temps héroïques se nourrissaient de viandes de bœuf, de mouton et de chèvre, grossièrement rôties, de farine délayée dans de l'eau, d'olives, de figues et de fruits. De là vint le culte qu'ils vouèrent aux déesses Cérès, Minerve et Pomone. — La nourriture des Scythes était plus grossière encore : des viandes de mouton, de chèvre et de cheval, à peine cuites, de la grosse farine d'orge ou de seigle, à l'état de galette, cuite sur des pierres chauffées, du lait de leurs troupeaux, soit pur, soit caillé, ou réduit en fromage. Les hordes scythes répandues sur le littoral des mers vivaient aussi de poissons.

Aujourd'hui, de même qu'autrefois, à quelques différences près, les aliments des divers peuples sont les mêmes. C'est toujours des trois règnes animal, végétal et minéral qu'ils les tirent. Chaque nation possède son mets favori ou populaire : l'Anglais a le *rosbif*, le *plumpudding;* le Russe, le *caviar;* l'Allemand, la *choucroûte;* le Hollandais, les *beurrées;* l'Espagnol, l'*olla podrida;* l'Italien, les *macaronis*, la *polenta;* les Français sont de tous les peuples du monde les plus savants gastronomes ; l'art culinaire, aidé de la science, est arrivé chez eux à un degré de perfection difficile à surpasser. Cet art a su tirer parti de toutes les productions comestibles terrestres et marines; il les offre aux gourmets, sous des aspects qui séduisent les yeux, l'odorat et le goût à la fois. La cuisine française est, sans contredit, reconnue par les connaisseurs de toutes les nations, comme la plus appétissante et la plus délicate.

Si nous passons maintenant, aux pays moins civilisés, nous voyons une grande partie de l'Asie et de l'Afrique se nourrir de riz et de millet. Le maïs, le manioc et la batate sont la principale nourriture des classes populaires américaines. — Les insulaires de

la mer dù Sud ont l'arbre à pain, les cocos et les bananes. L'Arabie, l'Égypte et l'Archipel grec font une
énorme consommation d'olives, de figues et de sorgho. — Les tribus arabes de l'Algérie et des contrées
avoisinantes vivent presque exclusivement de *cous-
coussou*, aliment qui est fait avec de la farine de blé
dur, arrosée de lait ou assaisonnée de beurre. — Les
indigènes des Moluques ne mangent, pour ainsi dire,
que du poisson et du sorgho. — La nourriture des
Cafres se compose de lait, de farine de millet ou de
maïs et rarement de viande ; celle des Hottentots
est plus variée, au lait et au caillé ils ajoutent la
viande de leurs troupeaux, du poisson et plusieurs
sortes de racines.

Les Mogols, Tartars, Cosaques, Kalmouks, etc.,
mangent la chair de leurs chevaux, du riz et du millet. Le Groënlandais et le Lapon se nourrissent de
poisson et de la viande presque putréfiée des rennes
qui leur servent de chevaux ; ils boivent la graisse
liquéfiée des poissons cétacés. — Les Irlandais et
les Norwégiens se gorgent de poissons en décomposition, de graisse et de sang des lamantins et des ours
blancs ; ils mangent aussi le *fucus esculentus* et un
pain grossier fait avec de l'avoine et de la farine de
poisson desséchée.

Ce rapide exposé est la preuve irrécusable de l'influence des climats et des habitudes sur le genre de

nourriture, adopté instinctivement par les hommes, qu'on peut diviser en deux classes : les frugivores et les carnivores. Les premiers appartiennent aux pays chauds; les seconds habitent les hautes latitudes. Exemple : en France on est déjà moins frugivore qu'en Italie. L'Anglais et l'Allemand sont plus carnivores que le Français. La gloutonnerie et la voracité des peuplades confinées dans les zones septentrionales du globe surpassent de beaucoup l'appétit plus ou moins modéré, des peuples qui habitent les zones tempérées de la terre.

# CHAPITRE XXIV

## DES GAZ DE L'ESTOMAC ET DES INTESTINS

### Flatuosités. — Borborygmes

OU EN LANGUE MÉDICALE

**PNEUMATOSES GASTRO-INTESTINALES**

Nous terminons cet ouvrage par des considérations physiologiques et hygiéniques sur ce genre de maladie qui, depuis quelque temps, se propage d'une manière alarmante parmi les personnes sédentaires et nerveuses. Nous croyons que cette dissertation sur les gaz de l'estomac et des intestins, quoique imparfaite, pourra être utile à quelques-uns de nos lecteurs. C'est dans l'intention de jeter un peu de lumière sur cette question encore enveloppée d'ombres épaisses que, vieux gastralgique, nous consignons ici le résultat de vingt années d'observations et d'expérience.

A l'état naturel, les intestins renferment une certaine quantité de gaz tout à fait nécessaires pour s'opposer à l'affaissement de leurs parois l'une sur l'autre. Lorsque cette quantité normale est dépassée, la personne éprouve, dans l'intestin, des bruits causés par le déplacement des gaz. Ces bruits ont reçu le nom de *borborygmes*, mot tiré du grec qui les définit par *onomatopée*, c'est-à-dire, en les imitant.

Le développement des gaz est accidentel, lorsqu'il dépend de la nature indigeste de certains aliments à peau ou enveloppe épaisse, comme celle de quelques fruits, et particulièrement des légumineuses. Les gaz cessent aussitôt que l'indisposition a disparu et ne se renouvellent plus. Mais, dans le cas où les gaz sont sujets à des retours fréquents, ils déterminent une affection flatulente, très-incommode, souvent douloureuse, et finissent par altérer la fonction digestive plus ou moins profondément. Les personnes atteintes de cette affection (gastralgie), passée à l'état chronique, sont ordinairement tristes, irritables; elles s'éloignent peu à peu de la société et vivent seules à cause de l'urgente nécessité où elles se trouvent de rendre, par le haut ou le bas, les gaz agglomérés qui les torturent, les étouffent... Cette maladie que les médicaments exaspèrent, conduit parfois à l'hypocondrie!...

D'où viennent ces gaz ? — Leur cause quelle est-elle ? et quelle est leur composition ? — Trois questions difficiles à résoudre, hormis la dernière, du ressort de la chimie.

On croyait autrefois, et l'on croit encore, avec raison, que certains aliments, tels que choux, raves, navets, carottes, haricots, pois, etc., ainsi que les farineux imparfaitement cuits, favorisaient le développement des gaz dans le tube digestif. Cette opinion eût été sans conteste, si l'on avait ajouté : dans le tube digestif de certains sujets, selon le tempérament, la conduite antérieure et la condition sociale. En effet, le paysan, l'ouvrier, la femme des campagnes menant une vie active, en plein air, peuvent manger toute espèce d'aliments indigestes, sans en être incommodés, tandis que la citadine, l'homme de cabinet, sujets délicats et nerveux, éprouveront, selon leur état de santé, un sentiment de gêne dans l'estomac, et des renvois plus ou moins fréquents, signes de digestion laborieuse. A mesure que la bouillie alimentaire descendra dans les intestins, des gaz se formeront, et, si aucun obstacle ne les arrête, ils s'écouleront par l'anus et le malaise cessera.

**Formation des gaz.** — Les médecins et physiologistes qui ont écrit sur le développement gazeux dans le tube digestif, en attribuent la cause à une sorte de fermentation putride provoquée par des aliments indigestes. Selon eux, cette fermentation produit toujours une digestion laborieuse, difficile, fatigue l'estomac et provoque souvent l'indigestion. Alors, les gaz qu'elle développe sont d'une fétidité particulière que la chimie désigne sous le nom de *gaz hydrogène persulfuré* (odeur d'œuf pourri).

Mais, les mêmes gaz qui se développent dans le tube digestif des personnes qui ne font point usage d'aliments flatulents, et qui n'ont point d'indigestion, d'où proviennent-ils? La physiologie moderne répond : — Les gaz du tube intestinal qui ne dépendent ni des aliments, ni des mauvaises digestions, sont produits par une sécrétion anormale de la membrane muqueuse de l'estomac et des intestins; ainsi qu'il arrive fréquemment dans la névrose de ces organes que les médecins nomment *gastralgie, gastro-entéralgie.*

Il est des personnes qui, en état de santé, expulsent beaucoup de gaz intestinaux; il en est d'autres qui expectorent d'abondantes mucosités provenant du larynx et des bronches; cela tient à une disposition spéciale de leur constitution. Ces gaz et ces mucosités se forment localement, tandis que dans l'estomac et les intestins névrosés des gastralgiques, les gaz sont, ainsi que nous venons de le dire, le résultat d'une sécrétion anormale de l'acide carbonique du sang à travers leur membrane muqueuse ; c'est pourquoi ils ne répandent aucune odeur. Leur accumulation dans divers endroits du canal digestif, est toujours suivie de malaise, de coliques, et, parfois, de symptômes alarmants. Les sujets affectés de cette déplorable infirmité, se retirent de la société, marchent et vivent seuls, et sont d'une irritabilité excessive. — Quelques physiologistes pensent que l'énorme quantité de gazs qui se forment, parfois et sans cause connue, dans le canal digestif de certains gastralgiques, peuvent être résorbés et dissous dans le sang ; puis, reprendre leur élasticité dans le cœur, causer la dilatation de ce viscère, occasionner des palpitations violentes et donner lieu à de terribles accidents. Heureusement que des cas semblables sont fort rares ; néanmoins, ils existent, on ne peut les nier.

En résumé, les maladies venteuses sont de véritables névroses très-opiniâtres, très-capricieuses dans leur marche, leurs symptômes et leur durée ; aujourd'hui le névrosé se trouve assez bien, l'espoir de guérir le caresse ; demain il est mal, quelquefois très-mal, et il se désespère. Cette affreuse maladie s'exaspère par l'usage des drogues ; elle se calme, au contraire, au moyen d'un régime et d'une conduite hygiéniques convenables. C'est un ennemi dans la maison qu'il faut entourer de soins et ne jamais brutaliser si l'on veut qu'il n'y commette point de dégâts.

Les personnes atteintes de *pneumatose* ou gastralgie flatulente, souffrent, la plupart, sans rémission ; sur leur face blêmie, sur leurs traits grippés, on lit les tortures physiques et les angoisses de l'âme. Elles sont d'une irritabilité extrême ; un rien les émeut, les agite ; on doit respecter leur susceptibilité, car, elles sont vraiment à plaindre. Il est des jours de crise effrayante où l'on croirait que leur dernière heure a sonné... Mais, avec le régime sévère qu'elles sont forcées de suivre, elles vivent longtemps ; et, comme dit le proverbe ; elles usent les tempéraments les plus robustes, et ne succombent généralement qu'à la suite d'une imprudence involontaire.

D'après ce qui précède, le lecteur a pu se faire une idée de la formation des gaz, de leur nature et de leur composition ; il reste la question thérapeutique à traiter, c'est-à-dire les moyens de guérison. Ici l'incertitude commence ; car rien de plus variable et de moins sûr que les drogues préconisées comme efficaces dans toutes les pharmacopées.

Citons un exemple entre mille. — Trois individus sont atteints de gastralgie flatulente ; ils offrent le même âge, le même tempérament et les mêmes symptômes à peu de différence près ; leur maladie a débuté presque en même temps, et ils ont été traités par trois médecins différents. — Naturellement chaque médecin a puisé dans le _Codex_ les formules réputées efficaces contre la maladie et les a ordonnées à son client ; qu'est-il résulté ? — Trois effets différents.

Le premier éprouve un soulagement plus ou moins sensible ; — le second se plaint d'aller plus mal ; — et, chez le troisième, l'effet a été complétement nul. De semblables résultats s'offrent tous les jours, non pas sur trois individus, mais sur un nombre indéterminé d'individus.

Que conclure de ces faits ? — Que la ressemblance mathématique n'existe nulle part, chez les êtres qui peuplent notre planète. Chaque être possédant un système nerveux spécial, doit nécessairement avoir un mode spécial de sentir, d'éprouver. — Si, pour rendre l'étude de l'homme plus facile, les physiologistes ont admis quatre tempéraments, ils ont aussi démontré que les _idiosyncrasies_ ou nuances de ces tempéraments variaient à l'infini. Or, peut-on certifier que la même drogue, quoique reconnue pour être un excellent antispasmodique, produira le même effet sur tous les sujets atteints d'affections nerveuses ? L'expérience répond négativement.

Voilà pourquoi la thérapeutique ou guérison des maladies nerveuses est incertaine. Les mêmes formules se trouvant répétées dans tous les traités de matière médicale et de pharmacie, le médecin choisit parmi ces formules et les applique dans l'espoir de réussir. Malheureusement, pour lui et le patient, les déceptions sont nombreuses... Il y aurait de sérieuses études à faire sur cette importante question ; et l'homme de l'art qui porterait la lumière dans le chaos des affections nerveuses aurait bien mérité de l'humanité.

## Du traitement de la névrose gastro-intestinale flatulente

### LE PLUS GÉNÉRALEMENT EN USAGE

Les moyens que l'art médical possède contre les gaz, vents ou flatuosités du tube digestif, se résument dans les suivants :

Infusions chaudes de camomille, de tilleul, de fleurs et feuilles d'oranger, d'angélique, de badiane, d'absinthe, de menthe, d'anis; en un mot de toutes les plantes aromatiques dites antispasmodiques et carminatives. On leur donne pour auxiliaires : les cataplasmes arrosés de laudanum, les frictions, les fomentations opiacées, les lavements de même nature, les bains, etc., etc.

Lorsque ces moyens restent stériles, on a recours à la jusquiame, à la belladone, à l'eau de laurier, cerise, la noix vomique et autres stupéfiants. Comme absorbant les gaz on prescrit la magnésie, les yeux d'écrevisse, le sous-nitrate de bismuth, etc.; enfin, tout l'arsenal de la droguerie. Même insuccès... On a aussi préconisé les potions éthérées, les perles, les capsules d'éther comme remède souverain ; mais on ne tarda point à être désillusionné sur ce spécifique. En effet, l'éther mis en contact avec la membrane muqueuse de l'estomac névrosé, provoque le plus souvent une irritation pire que le mal qu'on veut guérir ; les gastralgiques qui ont fait usage des préparations éthérées affirment que, s'ils en ont éprouvé un soulagement très-éphémère, ils l'ont payé cher plus tard. Apaiser momentanément la douleur n'est pas guérir la maladie.

A l'extérieur on prescrit l'eau froide sur l'estomac et le ventre, ou encore la glace pilée contenue dans une vessie ; mais si malheureusement la réaction n'a point lieu ou est incomplète, le mal est aggravé. N'oublions pas que les fonctions nerveuses diffèrent, non-seulement dans chaque constitution, mais aussi dans chaque individu, ce qui rend le dosage du médicament très-difficile et toujours incertain ; de telle sorte que le même remède qui a fait bien à celui-ci peut faire mal à celui-là.

Lorsqu'on a épuisé sans succès tous les médicaments présumés efficaces, ne sachant plus que donner, on vante au malade gonflé de gaz, les poudres absorbantes, la magnésie et surtout la poudre de charbon végétal, dont l'usage prolongé doit réussir. Hélas! cette réussite tant désirée n'arrive jamais... elle n'existe que sur les prospectus.

Toutes ces ordonnances, tous ces médicaments prodigués sans résultat satisfaisant, ne sont-ils pas la preuve convaincante de l'incertitude avérée des divers traitements dirigés contre les névroses flatulentes du canal gastro-intestinal? Pourquoi cette obstination à toujours droguer? Ne serait-il pas plus rationnel de favoriser, par un régime et une conduite hygiéniques, cet inconnu qu'on nomme *force vitale*, qui tend incessamment à expulser du corps l'agent, la cause nuisible au libre exercice des fonctions de la mécanique humaine? Ce doute exigerait, ce nous semble, de graves réflexions.

Enfin, après avoir épuisé toutes les drogues, essayé tous les moyens et avoir échoué sur tous les points, on se décide à conseiller le repos au patient saturé de remèdes et très-fatigué. On prescrit un régime doux, calmant; une conduite hygiénique en toutes choses; des bains tièdes suivis de frictions; les distractions, les voyages lui sont recommandés pour dissiper ses idées tristes. On lui fait espérer que la nature finira par prendre le dessus et ramènera la santé s'il a le courage, la patience de persévérer à suivre ce régime.

Ce sont là d'excellents conseils; pourquoi ne les avoir pas donnés au début de la maladie? Ne pourrait-on pas dire, ici, qu'on a fini par où l'on aurait dû commencer, et les déceptions eussent été moins nombreuses.

# CONCLUSION

## Du régime alimentaire et de la conduite hygiénique dans les maladies nerveuses

De savants médecins qui ont consacré leur vie à l'étude et au traitement des maladies nerveuses, ont été forcés d'avouer que l'incertitude régnait partout sur les moyens de les combattre, — que les médicaments narcotiques, sédatifs, etc., dirigés contre elles, assoupissaient la douleur sans détruire la cause, mais qu'ils pouvaient l'exagérer ; — que les irritants à l'intérieur ou à l'extérieur étaient plutôt nuisibles qu'utiles ; — qu'un régime approprié au tempérament et à l'état présent du sujet ; la conduite hygiénique et la *nature aidant*, étaient, de tous les moyens, le plus rationnel comme aussi le plus sûr pour vivre en paix avec cet ennemi inconnu, insai-

sissable, qu'on appelle fluide nerveux et auquel
on aurait pu donner le nom *d'électricité humaine,*
puisque ses effets sont au moins aussi instantanés
que ceux de l'électricité terrestre (1).

**Régime alimentaire**. — Ce régime ne saurait
être le même pour toutes les personnes affectées de
maladie nerveuse flatulente ; elles doivent consulter
l'instinct de leur estomac ; choisir parmi les aliments
et boissons, ceux qui se digèrent avec le plus
de facilité, sans causer un surcroît de gaz. Elles
devront surtout ne pas trop surcharger l'estomac pour ne point le fatiguer ; si elles éprouvaient
une digestion laborieuse, la suppression du repas
suivant est de toute nécessité pour laisser reposer
l'organe. — Ne jamais écouter les conseils des personnes qui vous disent : mangez ceci, buvez cela ;
Madame et Monsieur un tel ont été guéris de cette
manière. — Ces conseils sont toujours dangereux. —
Nous le répétons, suivez l'instinct de votre estomac,
mangez les mets qui vous sont agréables et passent
bien ; abstenez-vous de ce qui pour vous est indigeste et vous fait mal. Cet instinct est un guide sûr,
vous pouvez le suivre sans crainte.

(1) Voyez l'histoire physiologique du système nerveux et de
ses effets extraordinaires, dans l'ouvrage du même auteur,
intitulé : *Hygiène des douleurs.* (Note de l'éditeur.)

Ce que l'expérience peut conseiller à l'égard du régime alimentaire, se réduit aux recommandations suivantes :

Régler, autant que possible, l'heure des repas ; — user des mets de facile digestion et au goût de la personne ; — s'abstenir de ceux qui sont difficiles à digérer et faire le sacrifice du désir qu'on aurait de les manger ; on doit être assez sage pour chasser un désir dont la satisfaction serait suivie de regrets.

Lorsqu'un repas a éprouvé de la difficulté à passer, c'est le signe que l'estomac est fatigué ; il faut supprimer le repas suivant pour le laisser reposer. — Si malgré cette précaution le repas qu'on fait ensuite occasionne des pesanteurs, du malaise, il faut encore sans hésitation, supprimer les aliments solides, pendant un ou deux jours, et les remplacer par des bouillons, des consommés, des panades avec jaunes d'œufs, ou, au choix du malade, par des mets au lait sucré, avec une addition d'œufs. — Le lait, lorsqu'il est bien digéré, est à la fois un aliment nutritif et calmant. Malgré l'opinion .contraire de certains auteurs d'ouvrages sur les névroses du canal digestif, le régime *lacté* lorsqu'il est supporté, calme, sinon apaise plus de gastralgies et d'entéralgies que le régime *excitant* qui, trop souvent, hélas ! les exaspère.

Cette simple précaution de laisser reposer l'estomac pendant quelque temps, suffit pour le mettre en état de fonctionner les jours suivants ; tandis que si l'on s'obstine à vouloir manger et boire, les digestions laborieuses et le malaise peuvent se prolonger et forcer l'imprudent à une diète sévère.

Pour les boissons, il faut consulter les habitudes, l'âge et le tempérament. Lorsque le vin ordinaire additionné d'eau passe bien, continuez-en l'usage ; mais s'il occasionne des aigreurs, des irritations d'estomac, supprimez-le, du moins pour quelques jours, et remplacez-le par de la bonne eau, aiguisée de vin vieux, la valeur d'une cuillerée à bouche dans un verre ordinaire. L'eau sucrée, néanmoins, serait préférable, parce qu'elle est le délayant par excellence.

On doit se tenir en garde contre certaine théorie qui pousse le malade à satisfaire son appétit dans le but de faire provision de forces pour mieux résister à la maladie. Théorie erronée, dont les résultats sont funestes à la plupart des aveugles qui la suivent. En effet, toutes les fois que les digestions se font mal, le chyle de qualité inférieure qu'elles produisent, ne saurait être réparateur des forces comme un chyle de bonne qualité. Cela est clair et n'a pas besoin de preuves.

Les estomacs névrosés sont capricieux ; ils refusent aujourd'hui de digérer ce qu'ils demandaient et digéraient parfaitement hier. Tel estomac qui ne

peut supporter une crème de riz, un tapioka, digé-
rera facilement une tranche de jambon, une épaisse
croûte de pâté; nous le verrons plus loin. Tel autre
estomac garde et digère bien le lait, tandis qu'un
troisième estomac le rend immédiatement, et se
trouve très-bien d'un vin généreux.

On pourrait citer mille et mille exemples semblables qui prouvent que la fonction nerveuse, d'où
la digestion dépend, est encore un inconnu pour le
physiologiste. La déduction logique de ces faits acquis, est d'adapter le régime alimentaire des personnes névrosées à l'instinct de leur estomac; il y
aurait imprudence à procéder autrement... •Notre
conviction est que l'homme de l'art ne saurait prescrire au malade atteint de névrose gastrique le régime alimentaire qu'il doit suivre, s'il ne s'est minutieusement enquis des sympathies et antipathies de
l'estomac pour tel ou tel groupe d'aliments; de
ses forces digestives; de la quantité d'aliments
qu'il peut digérer sans effort; du nombre des repas
qu'il fait chaque jour; des phénomènes qui se passent
dans l'estomac et les intestins pendant chaque digestion; de la liberté ou du resserrement du ventre; en
un mot, une série de questions bien posées, afin d'é-
tablir, avec certitude, son diagnostic, et prescrire un
régime en harmonie avec l'état des forces, des organes digestifs du malade. — Point de régime exclu-

sif ; les excitants, les toniques, les calmants et les re-
lâchants peuvent être utiles comme aussi très-nuisibles, s'ils ne sont donnés avec discernement. L'*em-
pirisme*, autrement dit le charlatanisme, est toujours
funeste à ceux qui commettent l'imprudence d'y
ajouter foi.

**Conduite hygiénique.** — Elle exige une
grande réserve dans toutes les choses de la vie ; — la
privation de la plupart des plaisirs mondains ; la patience et une volonté énergique pour pratiquer
ponctuellement les sages préceptes qu'elle impose.

Beaucoup plus impressionnables que les personnes
bien portantes, les sujets atteints de maladies nerveuses (névrosés, gastralgies...), doivent, plus que
tous autres, se conformer à ces préceptes. Malheureusement, la plupart manquent de patience ou de
courage, s'écartent de la ligne tracée et perdent le
bénéfice déjà acquis. C'est pourquoi une énergique
volonté est absolument nécessaire pour persévérer
dans la conduite hygiénique dont voici l'exposé.

*Vêtements*. — L'hygiène du vêtement est très-im-
portante pour la santé ; il ne faut jamais la négliger ;
car, elle nous préserve d'une foule d'incommodités,
de malaises, de rhumes de cerveau, de bronchites, de
maux de gorge, etc., jusqu'à la fluxion de poitrine.
Nous comprenons dans l'hygiène du vêtement, non-

22

seulement les soins de leur propreté, mais encore
les vêtements selon les climats, les saisons, les entre-
saisons, les variations de température, depuis le
gilet de flanelle en contact immédiat avec la peau,
jusqu'à l'habit, au manteau qui préserve du froid et
de la pluie. (Voyez l'ouvrage intitulé *Hygiène appliquée aux saisons*) (1).

Nos nerfs étant *hygrométriques* éprouvent plus ou
moins, selon le tempérament, l'influence des variations atmosphériques. Les sujets nerveux ressentent vivement ces variations, et doivent, autant que
possible, employer les moyens de s'en préserver. —
Un léger refroidissement à la suite d'une moiteur de
quelques minutes, suffit souvent pour déranger
l'équilibre des sécrétions cutanées ou pulmonaires ;
alors c'est toujours l'organe le plus impressionnable
qui est victime.

Les grandes chaleurs de même que les grands
froids sont nuisibles aux névroses ; on doit user de
toutes les précautions pour s'en garantir : changer
le linge humide de sueur, essuyer, frictionner la
peau et prendre du linge sec. — Les frictions sont

(1) L'*Hygiène des saisons*. Intéressant ouvrage écrit pour les
gens du monde, où il est traité de l'air, de la cause des vents,
du froid et de la chaleur ; de la formation des orages, tempêtes,
ouragans ; des saisons, mois et jours, et de leur symbolique
chez les anciens ; enfin, une foule de détails et de descriptions
qui en rendent la lecture aussi agréable qu'instructive. (Note de
l'éditeur.)

aussi très-efficaces contre le froid, parce qu'elles ramènent la chaleur dans la partie refroidie. Tous ces moyens, toutes ces précautions étant indiquées dans notre *Hygiène vestimentaire*, il est inutile de les répéter ici.

**L'habitation** doit être spacieuse, aérée, souvent visitée par le soleil, en hiver. L'air de la chambre à coucher sera fréquemment renouvelé, parce que l'air confiné n'a plus la quantité d'oxygène nécessaire à la vivification du sang.

**L'exercice corporel** est de toute nécessité pour reporter sur les muscles l'excès de fluide nerveux accumulé sur un ou plusieurs points du canal digestif. — Les exercices au grand air sont les meilleurs; lorsque le temps est mauvais, on les pratique dans son appartement. La gymnastique de chambre décrite dans l'ouvrage intitulé : la **Vénus féconde**, est un excellent moyen de diversion, appliqué aux maladies nerveuses. Point de grandes fatigues, comme aussi point de repos trop prolongé.

Les **émotions** violentes de joie ou de tristesse sont également nuisibles ; on doit les éviter ou avoir la force morale de les modérer.

La **veille** et le **sommeil** sont deux états de la vie qu'il n'est pas indifférent de régler. Les heures de sommeil se calculent sur celles de la veille, sur l'âge, le sexe, la condition sociale et sur les pertes que le corps a faites pendant les heures de veille. — Se **lever** quand le soleil se lève à l'horizon, est une très-louable habitude. La **promenade** du matin dans les lieux enrichis de verdure et l'air pur qu'on y respire sont plus profitables à la santé que la promenade du soir.

Nous bornons là cet aperçu de la *conduite hygiénique*, tracée avec les détails qu'elle nécessite dans notre **Hygiène des saisons.**

Nous terminons ce chapitre par deux observations prises sur le vif, chapitre déjà trop long puisqu'il est comme une superfétation dans un ouvrage sur les aliments. Notre but, en les publiant, est de démontrer clairement au lecteur que les névroses de l'estomac et des intestins (*gastralgies*, entéralgies) diffèrent selon les individus qui en sont atteints, selon l'âge, le tempérament, le sexe, le mode de sentir, les habitudes, etc., etc., et qu'il n'est pas possible d'adopter le même traitement pour tous. Qu'il est au contraire logique, après avoir observé, étudié longtemps les phénomènes offerts par l'individu, de prescrire un traitement, un régime qui, loin d'enrayer les efforts que fait la nature pour rétablir l'équilibre, doit toujours tendre à les favoriser.

**1re observation**. — Une demoiselle âgée de 24 ans, délicate et nerveuse, mais bien portante, appartenant à la haute classe de la société, éprouva de vives contrariétés, à la suite d'un mariage qu'elle ne put contracter. Elle vécut triste pendant des mois entiers; ses digestions devinrent pénibles, imparfaites; puis, une névrose du tube digestif se déclara!... Bientôt cette névrose s'accompagna de gaz, de flatuosités, et prit le caractère de cette affreuse *maladie venteuse* que les médecins *névropathes* nomment *Pneumatose gastro-intestinale*.

Depuis cette époque, qui date de 25 ans, cette piteuse demoiselle rend, chaque jour, par le haut, d'énormes quantités de gaz, qu'un chimiste a évalué à 30 litres par 24 heures. Ces gaz, composés d'oxygène et d'acide carbonique, sont inodores. Leur formation est annoncée par des bruits tumultueux dans les intestins; sur le ventre mis à nu on voit des bosselures mobiles qui indiquent le déplacement des gaz. Quelquefois, mais rarement, l'air s'écoule par le bas et la patiente est soulagée; mais presque toujours les gaz remontent lentement dans l'estomac qu'ils gonflent. Alors, la gastralgique se place dans une position horizontale, se frictionne vivement l'épigastre, s'agite en tous sens, s'efforce d'avaler de l'air pour forcer l'ouverture supérieure de l'estomac spasmodiquement fermée ; elle applique à ces mouvements d'aspiration, le mot de *pomper*. Au bout d'un certain temps, des flots d'air inodore font irruption par la bouche : elle appelle cela *se vider*. Elle continue ainsi pendant cinq à six minutes à pomper, à vider son estomac, exactement comme on vide un réservoir d'eau avec une pompe aspirante. Cela fait, le calme se rétablit, jusqu'à ce qu'une nouvelle accumulation d'air, la force à recommencer les mêmes manœuvres très-fatigantes.

Cette dame, âgée aujourd'hui de 49 ans, et possédant une assez belle fortune, put consulter, pendant les dix premières années de sa maladie, les célébrités médicales de son pays et de l'étranger. Elle déclare avec la sincérité qui lui est naturelle, qu'elle s'est conformée strictement à toutes les ordonnances *allopathiques* et *homœopathiques*, sans le moindre succès ; que, bien au contraire, elle s'en est trouvée très-fatiguée. En face de si longues déceptions, son moral s'altérait, le courage commençait à faiblir, à l'abandonner ; lorsqu'une circonstance imprévue lui fit connaître un médecin qui, après s'être minutieusement informé de tout ce qu'elle avait fait et éprouvé,

écrivit sur un carré de papier cette originale pres-
cription :

« Madame, si vous désirez vivre, je n'ose dire guérir, fuyez la médecine et la pharmacie. Suivez l'instinct de votre estomac ; donnez-lui les aliments et
boissons qu'il digère facilement, sans vous inquiéter
des théories médicales, et abstenez-vous de manger
les mets qu'il refuse de digérer. Dans votre conduite
journalière, évitez tout ce qui pourrait exaspérer la
maladie. En agissant ainsi, vous vivrez longtemps
encore et, peut-être, la nature prenant le dessus,
verrez-vous s'effacer peu à peu vos douleurs. »

La gastralgique suivit ponctuellement cette dernière ordonnance, et s'en trouva bien. Mais, voyez la
bizarrerie de cet inconnu qu'on nomme le système
nerveux : la viande indigeste de pâté, de jambon, de
chevreuil, de lièvre, la bécasse, le faisan, le thon, le
brochet, etc., tous mets qu'on lui avait défendus, elle
les mangeait et les digérait facilement; par contre,
elle ne pouvait digérer les soupes, les panades, le
riz, les crèmes et les mets sucrés, classés dans la
catégorie des aliments de digestion facile.

Voilà plus de quinze ans que cette dame use de ce
régime, qui lui a donné un peu d'embonpoint. Elle
vit paisiblement avec son ennemi, et lorsqu'il cher-
che à se réveiller, elle l'endort de nouveau, par un
régime réduit, les bains tièdes de douze minutes,

suivis de frictions sur tout le corps, et aussi par la *gymnastique de chambre*, déplaçant au profit des muscles, le foyer nerveux qui tend à se concentrer sur l'estomac et les intestins.

**2ᵉ observation**. — M. Aristide T..., d'un tempérament nerveux, homme d'études, auteur de plusieurs ouvrages scientifiques, n'ayant jamais été malade, fut pris, vers la fin de 1854, de violentes palpitations et de vomissements sans cause connue. Le désordre de la circulation et la gêne de la respiration lui firent ordonner une saignée de 500 gr. Il était alors âgé de 52 ans. Il en résulta une faiblesse générale. Les jours suivants, les mêmes accidents se déclarèrent quoiqu'il se fût astreint au régime des soupes maigres et des boissons laxatives. Au bout d'un mois, n'éprouvant aucune amélioration, il consulta un autre médecin qui ordonna le régime opposé : côtelette, bifteck, vin de Bordeaux. Quant aux médicaments, M. Aristide les avait en horreur et ne voulut jamais en faire usage. Le malade ne put continuer ce régime, qui redoublait ses vomissements et ses palpitations ; il consulta plusieurs autres médecins ; leurs prescriptions furent semblables à celles des deux précédents ; les uns ordonnaient les excitants, les toniques, les fortifiants ; les autres, les calmants, les laxatifs. Il essaya de tout sans succès.

Les vomissements et les palpitations persistèrent.

Après plusieurs années de cette triste maladie qui l'avait forcé de vivre seul, et rendu méconnaissable de maigreur, il résolut d'essayer ce qu'on lui avait constamment défendu : le **lait**. Il se mit aussitôt au régime lacté et à l'eau pure, pour boisson. Il éprouva une amélioration notable. Les vomissements et les palpitations diminuèrent et finirent par ne reparaître qu'à de longs intervalles, soit sous l'influence d'une température excessive, soit par la faute d'avoir trop mangé.

**Plus** tard, il ajouta des bouillons de viande à son régime; puis, graduellement, un peu de viande et de purées de légumineuses au beurre ou au lait. Cette nourriture lui fut profitable, car ses joues creuses se remplirent; ses membres amincis augmentèrent de volume; il retrouva le sommeil qu'il avait perdu, et put se livrer à ses études favorites, qu'interrompaient si fréquemment ce qu'il nommait *ses crises*. Mais il doit strictement garder le régime qu'il s'est imposé et une conduite des plus régulières; car à la moindre infraction, les crises gazeuses et les palpitations reparaissent.

**M.** Aristide T..., étant atteint d'une double névrose de l'estomac et du cœur, sait, par expérience, qu'on ne guérit jamais ces maladies enracinées; mais, il sait aussi qu'on peut vivre longtemps avec elles, si l'on a le courage et la patience de persévérer dans le régime et la conduite hygiénique dont il a été question plus haut.

Ces deux observations que nous recommandons aux lecteurs menacés de névroses, viennent à l'appui des idées émises dans ce chapitre, sur les maladies du canal digestif et sur leur traitement par le régime ; elles méritent réflexion.

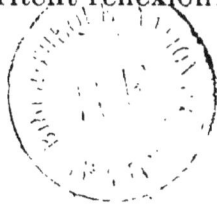

FIN

# TABLE DES MATIÈRES

CONTENUES DANS CE VOLUME

## CHAPITRE III

## CHAPITRE IV

CHAPITRE IX

CHAPITRE X

CHAPITRE XI

## CHAPITRE XII

## CHAPITRE XIII

## CHAPITRE XIV

CHAPITRE XV

CHAPITRE XVI

CHAPITRE XVII

## CHAPITRE XXI

## CHAPITRE XXII

## CHAPITRE XXIII

## CHAPITRE XXIV

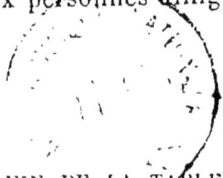

FIN DE LA TABLE

D. Thiéry et Cⁱᵉ. — Imprimerie de Lagny.

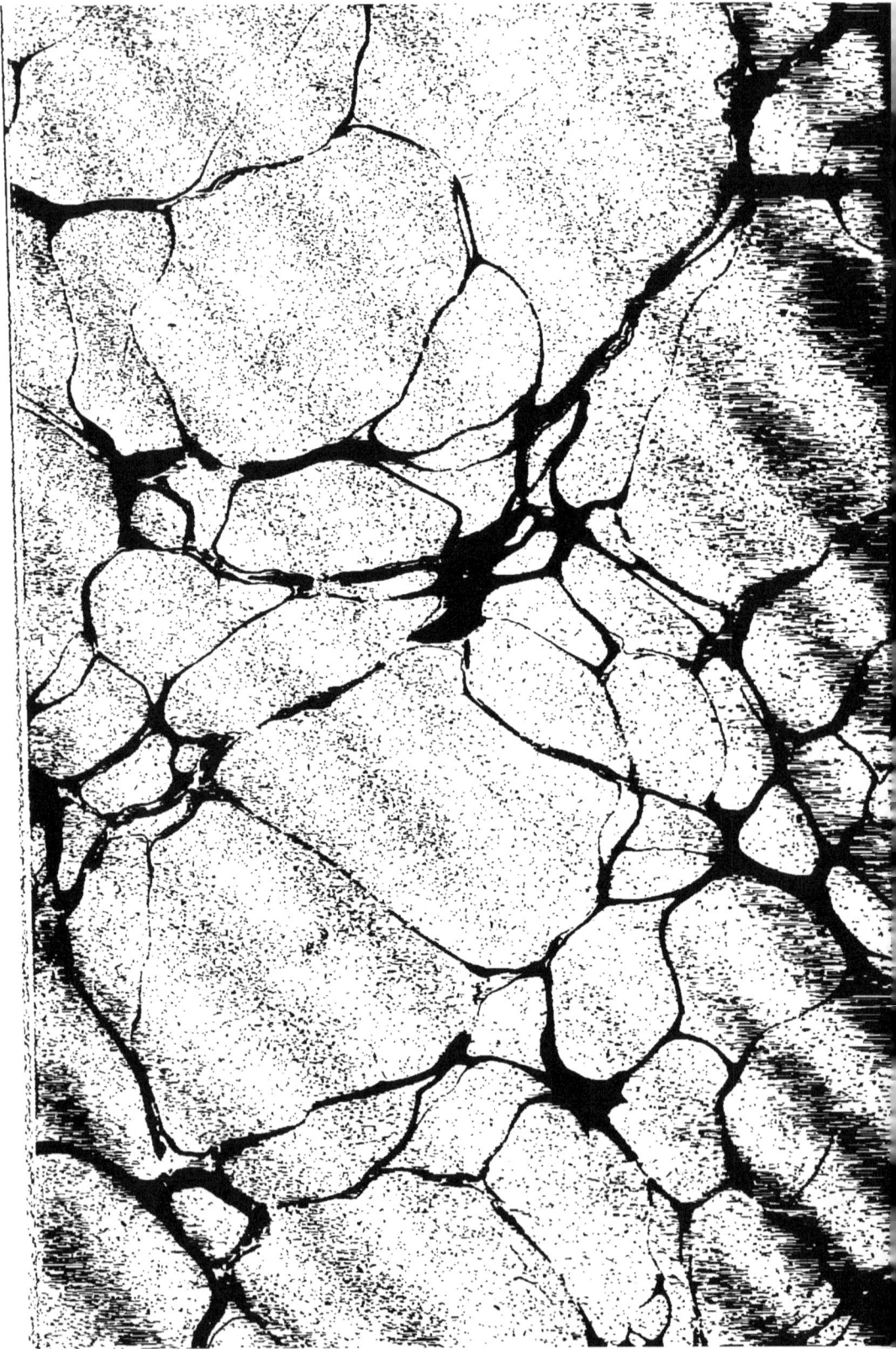

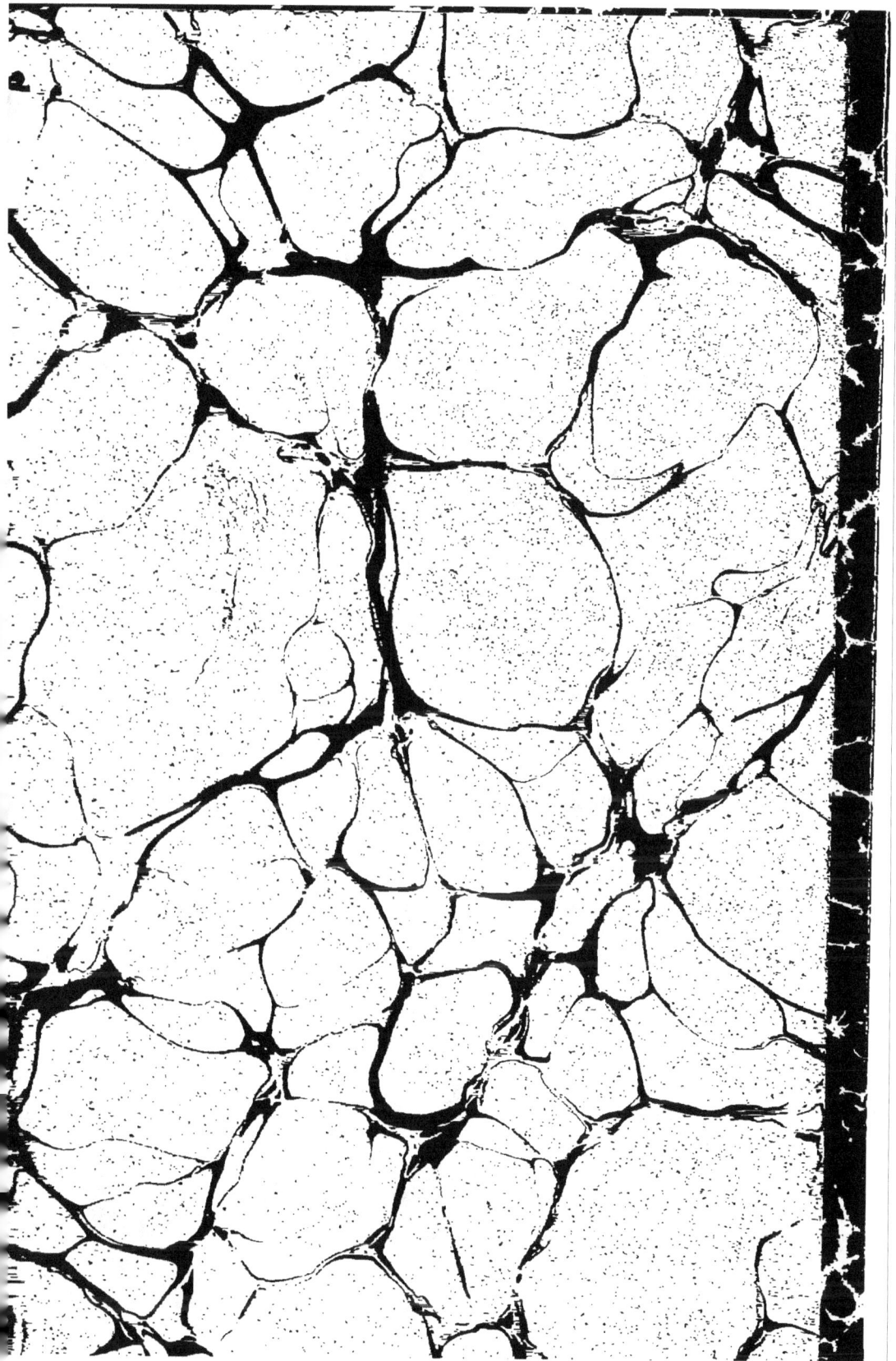

www.ingramcontent.com/pod-product-compliance
Lightning Source LLC
Chambersburg PA
CBHW060954220326
41599CB00023B/3717